Les petits secrets des grands guérisseurs

CHEZ LE MÊME ÉDITEUR

PARIS GOURMAND
Plus de 110 restaurants de 25 à 110 F

FERMES-AUBERGES
Plus de 250 adresses pour vos repas champêtres

VACANCES ET WEEK-ENDS A LA FERME

ACHETER MOINS CHER A PARIS
Tous les trucs, toutes les adresses

MICHEL BONTEMPS

Les petits secrets des grands guérisseurs

BALLAND

Préface

Notre émission « C'est la vie », sur Antenne 2, dénonce chaque jour avec insistance les marchands d'illusions de tout acabit... et il pourrait paraître paradoxal que nous préfacions un tel ouvrage.

Pourtant, si nous sommes constamment à l'affût des « attrape-nigauds » en tous genres, nous savons reconnaître le sérieux lorsqu'il nous apparaît.

Depuis longtemps déjà, il ne se passait pas de voyages en province sans que l'un ou l'autre nous ne soyons l'objet de propositions de sujets sur les « guérisseurs », propositions auxquelles s'ajoutaient les lettres que nous recevions chaque jour de toute la France.

Force nous était de constater que les « médecines parallèles » étaient l'un des sujets qui passionnent le plus les Français, et nous avons décidé de consacrer une semaine d'émissions à ce phénomène.

C'est donc il y a deux ans que nous avons rencontré Michel Bontemps. Sceptiques au début, nous avons été conquis par l'efficacité de ses méthodes, convaincus de son sérieux et de sa compétence.

Mais si vous cherchez dans ce livre le nom des bons et des mauvais guérisseurs, vous serez déçus ; Michel Bontemps s'est attaché aux méthodes, pas aux hommes. C'est aussi notre façon de travailler, nous ne pouvions qu'approuver... De plus, les méthodes qui sont indiquées dans ce livre n'ont pas la prétention de guérir mais de soigner. Ce sont, au sens médical du terme, des thérapies et comme toutes les thérapies, il n'est pas dit qu'elles guérissent (elles peuvent parfois y parvenir), mais qu'elles soignent.

Ce livre est donc un livre de recettes, un guide précieux, un aide efficace pour vaincre vos petites affections. Oui, c'est vrai, au départ nous n'y croyons pas trop à ces « potions magiques »... Mais à force d'expériences, de tests, de confrontations, il a bien fallu se rendre à l'évidence : ça marche !...

Monique CARA et Noël MAMÈRE.

Avant-propos

Le but de ce livre est de vous indiquer des recettes de Médecine Naturelle sûres, efficaces, éprouvées et que vous pourrez utiliser sans crainte d'effets secondaires.

Ceci était le plus difficile.

Les médecines parallèles regorgent de traitements et de techniques de soins remarquablement efficaces même pour les maladies les plus graves.

Contrairement à ce que pense la majorité des patients, ces médecines ne sont pas sans danger. La Phytothérapie, selon les dosages ou les combinaisons de plantes utilisés, peut se révéler très dangereuse. Ce n'est pas parce que ces plantes sont délivrées sans ordonnance qu'elles sont inoffensives. L'usage d'huile essentielle d'Ylang-Ylang, réputée aphrodisiaque chez un homme impuissant parce que fatigué et hypotendu, peut occasionner une chute importante de la tension car la plante est également hypotensive. En sens inverse, un homme impuissant, pléthorique, souffrant d'hypertension, traité avec de l'huile essentielle de romarin à dose élevée, elle aussi aphrodisiaque, peut avoir une brusque poussée de tension et risquer ainsi une hémiplégie.

Il ne s'agit là que d'exemples car en fait ce sont surtout les combinaisons de plantes qui peuvent devenir des mélanges détonants.

Nous avons donc été obligés d'éliminer complètement toutes « recettes » présentant un quelconque danger. Par contre, nous voulions être certains de l'efficacité de celles que nous avions sélectionnées.

Pour cela, nous n'avions qu'une seule solution : ces recettes devaient être testées sur de nombreux patients et depuis longtemps.

Ce travail de sélection et de tests n'a été possible que grâce à la collaboration de nos confrères naturopathes et phytothérapeutes : Claude Azpilégor, Jean-François Ridon, André Besson, Yves Prudhomme, Robert Masson qui nous ont indiqué leurs meilleures formules, celles dont ils connaissent l'efficacité depuis de nombreuses années.

Ce sont tous des praticiens connus, surchargés de travail, ayant d'importantes responsabilités au sein de Fédérations ou de Groupements de Praticiens libres. Leur temps est très compté. Ils ont accepté, malgré tout, de nous en consacrer une partie pour nous aider à faire connaître les bienfaits et les possibilités des Médecines Parallèles. Qu'ils en soient remerciés.

Une précision importante : vous trouverez en pharmacie tous les produits et préparations indiqués dans ce livre.

Nous vous **garantissons** que nous avons fait préparer **toutes** les formules, sans exception, en pharmacie, sans problème, sans ordonnance médicale et sans recommandation spéciale.

Adressez-vous, de préférence, à une pharmacie homéopathique, spécialisée en Phytothérapie.

Les médecines naturelles

Pour chaque affection, nous avons indiqué, non seulement des recettes à appliquer vous-même mais également les thérapies qu'utilisent les guérisseurs à leur cabinet.

Certaines vous sont connues, d'autres pas du tout. C'est pourquoi nous avons tenu à vous en expliquer l'intérêt.

Pour ces soins au cabinet, vous retrouverez, assez souvent, les mêmes thérapies conseillées pour des affections différentes. Ceci tient au fait que les guérisseurs, contrairement à ce que leur reprochent les médecins, s'attaquent toujours aux causes profondes des troubles et non pas à leurs symptômes superficiels.

Leur but est de rétablir et régulariser les grandes fonctions de l'organisme.

Pour cela, ils utilisent la technique dans laquelle ils sont spécialisés :
magnétisme, sympathicothérapie, sophrologie, sophro-magnétisme, pour ensuite s'attaquer aux symptômes grâce à **la diététique, la phytothérapie, les phytoplasmes, la phyto-balnéothérapie ou le reboutement.**

Encore cela serait-il sujet à discussion car le reboutement ne soulage pas seulement une articulation douloureuse. Par le déblocage articulaire, il rétablit aussi le bon fonctionnement de l'influx nerveux et de l'énergie. De même qu'un simple phytoplasme appliqué sur le foie peut, à lui seul, rééquilibrer le système endocrinien (le foie est une glande endocrine – et de taille ! – ne l'oublions pas).

On peut trouver des exemples similaires pour la diététique, la phytothérapie ou la phyto-balnéothérapie.

La Médecine chimique est une médecine symptomatique. Elle ne tient pas compte de la personnalité de l'individu mais seulement de sa maladie, son « symptôme ».

La Médecine naturelle est globaliste. Elle envisage l'homme dans sa globalité et tient compte de sa place dans le cosmos.

C'est pourquoi une étude cosmobiologique représente le diagnostic le plus complet en médecine naturelle.

Voyons maintenant l'intérêt de chacune de ces méthodes.

CHRONOBIOLOGIE
ou bon sens paysan ?

Les remèdes proposés dans les pages suivantes portent à plusieurs reprises l'indication « à absorber en période de lune croissante » ou au contraire « en période de lune décroissante ».

Les guérisseurs, comme les paysans, ont de tout temps été attentifs à l'action de la lune.

La médecine chimique a tout d'abord nié cette évidence pour maintenant faire machine arrière et clamer bien fort qu'un même médicament n'a pas toujours la même efficacité selon la période à laquelle il est absorbé.

Pour faire sérieux et ne pas citer l'action de la lune, on a baptisé cette nouvelle science la « Chronobiologie » et l'on parle de « cycles biologiques », voire de « biorythmes ». Par le plus grand des hasards, il se trouve qu'un cycle biologique dure vingt-huit jours – cycle lunaire complet – et se divise en deux périodes de quatorze jours. Pour les guérisseurs, il s'agit de la lune croissante et décroissante. Les médecins, eux, ont trouvé des termes beaucoup plus complexes, laissons-leur et revenons à nos chimères.

En Médecine naturelle, le choix de la phase lunaire est fonction de l'action des remèdes. Ceux qui sont destinés à aider l'élimination et le drainage des toxines sont conseillés en lune décroissante, ceux dont le but est de stimuler (la circulation, la digestion, par exemple) sont indiqués en lune croissante.

Ceci est une explication simpliste, l'usage des phases lunaires est, en fait, beaucoup plus complexe.

Pour certains cas difficiles, les cycles biologiques (sic) sont déterminés après élaboration et étude du thème cosmobiologique (cf. ce chapitre) du patient.

LES PHASES LUNAIRES

Comment les reconnaître ?

Il y a deux solutions :

1. *Regarder la lune et se souvenir du proverbe bourguignon :*
« Quand la lune est en D, on croit qu'elle décroît, c'est une erreur car elle croît (lune croissante). Quand la lune est en C, on croit qu'elle croît, c'est une erreur car elle décroît (lune décroissante). »

2. *Regarder le calendrier :*
La lune croissante – symbole ☽ – va de la vieille lune ● à la pleine lune ○.
La lune décroissante – symbole ☾ – va de la pleine lune ○ à la vieille lune ●.

Nota : les symboles ☽ ou ☾ sont placés en face d'un jour quelconque. En fait ils couvrent toute la période. Ceci est une simplification d'impression car il faudrait les répéter chaque jour.

LE REBOUTEMENT

Le reboutement consiste à remettre manuellement dans un état physiologique normal tout ce qui est « déplacé » dans le corps : muscle, ligament, nerf, articulation.

Les blocages les plus importants et les plus fréquents se produisent au niveau des articulations de la colonne vertébrale.

La première formation de thérapeutes spécialisés en manipulations articulaires a été créée aux U.S.A., ce sont les chiropractors. Ils suivent une formation de cinq années, n'étudiant que la colonne vertébrale tant au point de vue anatomique, physiologique, pathologique que thérapeutique.

D'autres écoles se sont créées depuis en Angleterre et en Suisse principalement.

Malheureusement, les articulations autres que celles de la colonne vertébrale et du crâne ne sont pratiquement pas étudiées, c'est fort dommage.

Les Chinois le répètent depuis des millénaires : « Chaque articulation est une boîte à nerfs », et une seule articulation bloquée peut perturber tout l'équilibre énergétique d'un individu et être cause de maladies.

De plus, sur le plan strictement mécanique, un « grippage » de l'articulation du gros orteil peut perturber la statique du bassin, occasionner, par voie de conséquence, des blocages des vertèbres lombaires et être la cause, par exemple, d'une impuissance rebelle à tous traitements.

Cela, les rebouteux de nos campagnes le savent d'instinct.

Ils n'ont pas besoin d'aller cinq ans en Amérique pour pouvoir « remettre » une articulation.

Tout le monde a en mémoire ce rebouteux de province que l'ordre des médecins voulait faire condamner pour exercice illégal de la médecine et qui, pour sa défense, fit apporter devant le tribunal un mouton vivant qu'il désarticula entièrement. La pauvre bête était étalée comme une carpette devant le président mais ne souffrait pas.

Le prévenu déclara :

« Monsieur le Président, si un des médecins présents est capable de remettre cette bête sur pattes, alors je n'aurai plus de raison de faire de l'exercice illégal de la médecine. »

Inutile de dire que personne ne broncha dans la salle et qu'il fut acquitté.

Par contre, les médecins affirment et ils ont raison qu'il est très dangereux de manipuler sans radios et sans connaissances médicales.

A l'heure actuelle, bien peu de rebouteux manipulent uniquement d'instinct. Même s'ils ont le « don », ils ont pour la plupart suivi une formation médicale. Il existe de nombreuses associations, université libre, école, collège de Médecine Parallèle tant en France qu'en Suisse et en Angleterre qui dispensent des cours extrêmement sérieux.

La plupart de nos meilleurs « guérisseurs » les ont suivis et connaissent les contre-indications des manipulations articulaires.

LA COSMOBIOLOGIE

C'est souvent la pièce maîtresse d'un diagnostic. Cette étude doit être faite par un spécialiste en astrologie médicale. Il y en a peu en France.

Un thème cosmobiologique est étudié une fois pour toutes. On peut le faire à la minute de la naissance ou à quatre-vingt-dix ans. Le résultat est le même. L'astrologue se sert de la date, du lieu et de l'heure de la naissance. Il dresse une Carte du Ciel (en fonction de ces coordonnées) où sont positionnées toutes les planètes.

C'est l'interprétation de ces positions qui permet de connaître :
– le potentiel de résistance de l'individu ;
– les éventuels déséquilibres de systèmes (sympathique, endocrinien) ;

– les organes vulnérables ;
– les périodes à venir susceptibles d'aggraver ou de consolider la santé.

Une telle étude, longue et complexe à réaliser, est la seule façon de comprendre les dérèglements profonds d'un organisme. Connaissant les causes réelles des maladies, il est donc possible d'y remédier d'une façon durable.

Le thème permet également, en connaissant à l'avance les points faibles, de prévenir les maladies.

A l'issue de cette investigation, on s'aperçoit, en règle générale, que les deux grandes fonctions, l'assimilation et l'élimination, sont perturbées et on connaît les organes qui en sont responsables.

Pour l'assimilation, ce peut être le foie, la rate, le pancréas, l'estomac ou les intestins.

Résultat : le corps ne sait pas utiliser ce qu'on lui apporte comme nourriture ou l'utilise mal. La « chimie » interne est mauvaise. Vous êtes mal nourri au niveau cellulaire. Vos muscles, vos ligaments, vos nerfs, vos os, vos articulations sont mal nourris.

Rien d'étonnant, dans ces conditions, à ce que vous soyez fatigué, dépressif, rhumatisant, insomniaque. Rien d'étonnant à ce que vos veines, vos artères se détériorent.

Voyons maintenant l'élimination.

Si vos reins, vos intestins ou vos poumons travaillent au ralenti, vous n'éliminez plus les toxines.

Vous êtes alors en état d'auto-intoxication.

Votre organisme est complètement saturé de toxines, il se fatigue, il vieillit beaucoup plus vite.

Dans ces conditions, il faut soigner les organes responsables et non pas ceux qui en subissent les conséquences.

Un thème cosmobiologique permet ainsi de soigner les grands troubles organiques en faisant abstraction des symptômes dont l'énoncé ne fait, bien souvent, qu'embrouiller le praticien.

Il permet également de trouver la cause du déséquilibre énergétique d'un individu. En cela, il est irremplaçable car aucune forme d'investigation, à l'heure actuelle, ne donne cette indication : la connaissance de votre *plexus originel.*

Ceci a été possible grâce aux études réalisées par un célèbre cosmobiologiste français, Paul Adams et a permis la création d'une nouvelle thérapie (cf. ce chapitre, *le Sophro-Magnétisme*).

LE SOPHRO-MAGNÉTISME

Le grand intérêt de la méthode, c'est que les patients apprennent à se soigner eux-mêmes, à se maintenir en bonne santé et même à soigner les autres. Comment ?

Tout simplement en apprenant à utiliser leur propre fluide vital.

Une légende soigneusement entretenue par les magnétiseurs veut que très peu d'êtres possèdent le don de guérir.

Le fluide vital, c'est l'énergie qui circule en vous, le « ky » des amateurs d'arts martiaux. Les noms sont différents selon les pays, les époques et les religions. Ce qui importe, c'est de savoir qu'il n'y a pas de vie sans cette énergie, sans ce fluide. Vous êtes vivant, donc vous possédez ce fluide.

A vous d'apprendre à l'utiliser.

Un magnétiseur célèbre compare le fluide à la musique :

« Tout le monde peut apprendre à jouer de la musique. Peu de gens pourront acquérir la virtuosité d'un Arthur Rubinstein mais c'est toujours utile et agréable d'avoir un musicien dans sa famille. »

Il en est de même du magnétisme.

Vous pouvez apprendre à utiliser votre fluide même si vous ne parvenez pas à soigner des maladies graves ou de nombreux malades par jour, vous pouvez toujours aider votre famille, vos amis et dans tous les cas apprendre à vous maintenir en bonne santé.

Le principe de la méthode repose tout d'abord sur cette première observation et sur l'expérience du promoteur de la méthode. Il a observé que dans bien des cas, il suffisait de rééquilibrer l'énergie au niveau des plexus (les « chakras ») pour guérir les malades.

Soit en dispersant cette énergie lorsqu'elle est bloquée soit, au contraire, en la stimulant. Les patients apprennent donc à reconnaître les plexus en excès ou en manque d'énergie.

Par la suite, on leur enseigne quel est leur *plexus originel.*

C'est-à-dire le plexus qui est le premier à « disjoncter » en cas de déséquilibre énergétique. Celui qui en est toujours le point de départ. Ce plexus est déterminé par la position de la planète Mercure dans un thème cosmobiologique. Ils peuvent donc, connaissant le point le plus faible de la circulation de leur énergie, le traiter quotidiennement (cinq minutes par jour sont suffisantes) et se maintenir ainsi en bonne santé.

Ils peuvent également, par la suite, apprendre à traiter les autres et étudier l'astrologie médicale pour pouvoir déterminer eux-mêmes le plexus originel d'un malade.

La méthode est tout particulièrement intéressante en cas de maladie chronique, récidivante ou héréditaire.

LE MAGNÉTISME

Il n'y a pas de maladie sans dérèglement de la circulation vitale.

Les Chinois le savent depuis des millénaires et utilisent l'acupuncture pour régler la circulation de l'énergie vitale dans le corps.

Les Magnétiseurs utilisent *le Magnétisme.*

Cette méthode est beaucoup plus fatigante pour le praticien et exige des possibilités que peu de personnes possèdent.

Les résultats très éloquents obtenus sont là pour attester qu'une méthode n'a pas besoin d'être importée d'Extrême-Orient pour être véritablement efficace.

Les druides de nos ancêtres les Gaulois utilisaient déjà le magnétisme. Si cette façon de soigner a résisté depuis la nuit des temps à toutes les modes médicales, à toutes les médecines folkloriques des quatre coins du monde, à toutes les pressions de la médecine officielle, c'est que son efficacité est si réelle que rien ne l'empêchera jamais d'exister.

Le magnétiseur utilise son seul fluide magnétique pour rétablir le bon fonctionnement d'un organisme défaillant.

Il utilise des « impositions » en laissant ses mains sur des points précis du corps ou des « passes » en déplaçant ses mains plus ou moins rapidement selon des trajets déterminés.

Contrairement à la croyance populaire, le patient ne doit ressentir aucune sensation, ni chaleur, ni froid, ni frisson, etc.

Lorsqu'une de ces sensations est ressentie, c'est que le praticien n'a pas su se mettre sur la même « longueur d'ondes » que son patient. Ceci peut survenir pendant les trois ou quatre premières séances, jamais au-delà. C'est toujours un inconvénient, jamais une preuve d'efficacité... Cela prouve, tout simplement, que le magnétiseur ne sait pas « dominer » son fluide. Les sensations de chaleur ne sont bénéfiques que lorsqu'il s'agit de traiter des maux localisés comme une douleur, par exemple.

Les impositions de mains ont toujours existé – le Christ guérissait ainsi – mais c'est un médecin viennois, Messmer, qui l'a remis à la mode avant la révolution française. Renié depuis, avec une belle constance, par le corps médical, le magnétisme pourrait connaître bientôt des jours meilleurs puisqu'une nouvelle branche de la médecine, la bioélectronie, semble avoir trouvé un début d'explication.

Ecoutons le docteur Marcel, de Chambéry : « Le tissu fondamental de l'organisme est le tissu conjonctif constitué principalement de collagène, il réagit selon le phénomène piézo-électrique. Toute agression de ce tissu se traduit par la production de charges électro-négatives qui, en excès, ne restent pas en place. On peut supposer qu'elles se transmettent de proche en proche selon un trajet déterminé et aboutissent à un point précis de la peau. Ce point aura un excès de charge négative. »

Cette explication de la maladie et son traitement en bioélectronie peut s'appliquer parfaitement au magnétisme. Le magnétiseur est une force magnétique capable de régulariser le potentiel électrique d'un malade et ainsi de le guérir sans même avoir besoin de le toucher.

LA PHYTOTHÉRAPIE

C'est une des plus vieilles médecines du monde. C'est l'utilisation des plantes pour soigner. Depuis plus de six mille ans, les hommes utilisent les plantes médicinales. On connaît exactement leurs indications et leurs dangers.

Les médicaments allopathiques (chimiques) sont utilisés depuis cent ans environ et, tous les jours, on découvre ce que l'on appelle « les maladies iatrogéniques », c'est-à-dire engendrées par les médicaments eux-mêmes. La médecine officielle reconnaît que 30 % des maladies, actuellement, sont causées par les médicaments. Vous pouvez multiplier ce chiffre par deux sans risque d'erreur...

Les plantes médicinales ont l'avantage de ne pas être nocives (à quelques exceptions près) et d'être très souples d'emploi.

On compte environ deux mille plantes en herboristerie. Il est possible de choisir la partie de la plante la plus intéressante pour la maladie à traiter : la feuille, la fleur, la racine, le bourgeon ou l'écorce. Sans entrer dans des détails très complexes, il faut savoir qu'en médecine parallèle, on utilise les différentes parties des plantes de la manière suivante :

– la racine pour les maladies d'origine nerveuse ;
– la feuille pour les maladies d'origine respiratoire ou circulatoire ;
– la fleur ou le bourgeon pour les maladies d'origine digestive ou les troubles de l'élimination.

Bien entendu, les résultats sont plus longs à obtenir qu'avec les médicaments chimiques mais ils sont beaucoup plus durables.

Certains guérisseurs construisent leurs traitements d'après une étude cosmobiologique (cf. ce chapitre), ce qui offre l'avantage d'élaborer des traitements plus personnalisés, d'action plus puissante.

La phytothérapie, comme la plupart des médecines naturelles, s'est complètement transformée ces dernières années.

Elle est devenue une médecine de pointe, entièrement rénovée et particulièrement efficace.

Comme la demande du public en produits naturels est devenue très importante, beaucoup de pharmaciens ont maintenant en stock toutes les plantes utiles.

De nombreux laboratoires ont senti ce besoin du public et ont étudié des préparations de plantes très faciles d'emploi et souvent encore plus efficaces que la plante séchée utilisée en tisane.

C'est ainsi que vous trouverez en pharmacie :

– des *nébulisats :* poudres obtenues à partir de la plante entière, très concentrées en principes actifs qui se préparent en gélules ;
– des *huiles essentielles :* obtenues par distillation de la plante fraîche que l'on peut faire préparer en gouttes, gélules, suppositoires, ovules, lavement ;
– des *teintures mères :* macérations alcooliques

de plantes fraîches « titrées » c'est-à-dire dont les principes actifs sont analysés, contrôlés et toujours identiques. Elles s'absorbent sous forme de gouttes. Elles servent à l'élaboration des produits homéopathiques ;
– des *extraits fluides :* macération alcoolique mais dont le degré d'alcool est moindre ;
– des *intraits :* c'est le mode de préparation qui se rapproche le plus dans sa composition de la plante fraîche. Il n'y en a que très peu. On les utilise en gouttes.

Ce sont les principales. Il existe aussi des extraits secs, mous, des poudres, des alcoolats, etc.

Ce qu'il faut retenir, c'est que ces formes présentent l'avantage d'être faciles d'emploi : gouttes ou gélules et permettent ainsi à la phytothérapie d'être parfaitement compatible avec une vie active.

Ce qu'il faut savoir pour la préparation des plantes :
– Une *macération* s'obtient en laissant séjourner une plante dans un liquide à froid : eau, huile, alcool. Elle permet de retirer les principes actifs d'une plante sans la « brutaliser ».
– Une *infusion* s'adresse le plus souvent aux feuilles ou aux fleurs qui sont les parties les plus fragiles de la plante.
Pour l'obtenir, il suffit de mettre les plantes dans l'eau chaude, de couvrir et d'attendre le temps nécessaire avant de filtrer.
– Une *décoction* s'indique pour les parties les plus résistantes (bois, écorce, racine) dont les principes actifs sont les plus difficiles à extraire. Il faut mettre les plantes dans l'eau froide, chauffer et laisser bouillir.

Il est possible, sauf exception, de préparer les tisanes trois jours à l'avance à condition de les conserver au réfrigérateur. Au-delà de ce temps, une fermentation peut se produire.

LA SOPHROLOGIE

C'est une méthode qui permet de connaître des états de conscience différents, états de conscience dans lesquels vous pouvez agir sur votre propre personnalité et votre organisme, seul ou en étant guidé.

Le terme « Sophrologie » appartient de plein droit à son inventeur, le professeur Caycedo.

Nous l'avons repris car, en fait, il englobe toutes les techniques de relaxation et d'entraînement psychique.

Le professeur Caycedo a réussi une synthèse de toutes celles existantes, aussi bien occidentales qu'orientales, beaucoup mieux adaptée à l'homme occidental moderne que ne peut l'être le yoga ou le Zen, par exemple.

Beaucoup de thérapeutes non médecins ont leur propre technique.

Chacune a été mise au point dans le but d'obtenir un effet particulier et les modalités varient en fonction de la personnalité du praticien.

Toutes ont en commun le fait qu'elles plongent le patient dans un état de relaxation totale où il est perméable aux suggestions du thérapeute qui peut alors lui apprendre à se détendre, à maîtriser sa respiration, sa circulation, à contrôler sa faim, son envie de fumer, etc.

Le plus important est de lui apprendre à se relaxer complètement, ce que peu de gens sont capables de faire.

C'est une première étape car, en fait, la sophrologie permet d'accéder à la méditation, à des états de conscience supérieurs, etc.

Pour être plus pratique, disons qu'avec un peu d'entraînement, la sophrologie donne la possibilité de contrôler et d'améliorer les grandes fonctions vitales de son organisme : respiration, circulation, digestion, élimination.

LA DIÉTÉTIQUE

Bien des maladies ont pour cause première une mauvaise alimentation. Ceci peut paraître évident et pourtant peu de praticiens donnent à leurs malades des conseils de diététique.

En cas de rhumatismes, il serait vain d'espérer obtenir une guérison chez un malade qui mangerait midi et soir de la viande comme plat principal et de la charcuterie en entrée. Quelle que soit la thérapie utilisée, aussi élaborée soit-elle, l'accalmie ne pourra être que de courte durée. Alors qu'au contraire, avec un régime approprié et une simple tisane dépurative, on obtiendra un résultat durable.

Il ne s'agit pas de s'orienter vers telle ou telle diététique totalitaire et déclarer qu'il n'y a point de salut hors le végétarisme, le fructivorisme ou la macro-biotique, tant il paraît vrai que tout régime, quel qu'il soit, doit être considéré comme une thérapeutique et réservé aux gens malades.

Il faut, tout au contraire, étudier le cas du patient, son terrain et déterminer un régime parfaitement adapté.

Il y aura ainsi deux sortes de diététique :

- un régime de maladie, prescrit pour un temps donné pour aider le malade à se rééquilibrer ;
- un régime de terrain qui conviendra en permanence à ce patient.

Il ne s'agira, en fait, que de conseils alimentaires destinés à le maintenir en bonne santé.

Il faut que ce soit la diététique qui soit adaptée à l'être humain et non pas celui-ci qui s'y plie.

Pour certaines maladies chroniques, il faudra absolument consulter un naturopathe, spécialisé en diététique, afin qu'il étudie un régime approprié.

Méfiez-vous, dans ce cas, des soi-disant diététiciens spécialistes qui distribuent des feuilles polycopiées, ce ne sont que des spécialistes de l'escroquerie. Un régime s'établit individuellement pour chaque malade.

LA PHYTO-BALNÉOTHÉRAPIE

La Phyto-Balnéothérapie, c'est l'utilisation de bains contenant des huiles essentielles de plantes médicinales.

De tout temps, l'eau a été utilisée, sous forme de bains, pour purifier, pour guérir. Toutes les religions ont repris ce rite de purification et de régénération par l'eau.

Ce n'est pas par hasard.

Utilisée en bain, l'eau claire, sous sa forme simple, sans aucune adjonction, a la propriété d'« éliminer toute maladie guérissable car les divers emplois de l'eau tendent à déraciner le mal. D'abord en dissolvant les éléments mauvais des humeurs puis en extrayant les substances dissoutes ; en rétablissant, pour finir, la circulation normale du sang dépuré, ce qui redonne vigueur et endurance à l'organisme fatigué. »

C'est ce qu'affirmait, avec juste raison, celui qui a rénové et codifié l'hydrothérapie au début du siècle : l'abbé Sébastien Kneipp.

Depuis, les choses ont beaucoup changé avec l'explosion de la phytothérapie et de l'aromathérapie.

En effet, si certains précurseurs et guérisseurs conseillaient depuis longtemps d'adjoindre des plantes séchées à l'eau du bain pour en augmenter les effets, on s'est aperçu depuis quelques années que ces plantes étaient d'une faible utilité car leurs principes actifs ne pouvaient pas passer à travers la peau.

Pourtant, l'action des bains aux plantes était réelle et les malades éprouvaient plus de soulagement qu'avec un bain ordinaire.

Que se passait-il ?

Tout simplement, un des composants des plantes parvenait à franchir ce barrage, à pénétrer dans les tissus et à y exercer une action thérapeutique !

Ce composant, c'était l'essence de la plante que l'on appelle maintenant : l'huile essentielle.

Hélas, peu de plantes contiennent des huiles essentielles. Il a donc fallu les sélectionner afin de n'utiliser que les « plantes à essences », seules efficaces.

Des guérisseurs célèbres l'ont compris et recommandent avec succès des bains au thym, marjolaine, romarin, sauge, etc.

D'autres n'étaient pas encore satisfaits de cette démarche. Ils ont voulu aller plus loin et n'ajouter aux bains que le seul constituant utile : *l'huile essentielle.* Ce n'était pas chose simple.

En effet, comme son nom l'indique, il s'agit d'une huile, donc par nature non miscible avec l'eau. Si l'on versait ce produit dans le bain, il se formait une pellicule à la surface, ayant une action, seulement par inhalation, au niveau des voies respiratoires.

Il a fallu créer des « huiles de bain » qui contiennent des excipients (naturels) permettant aux huiles essentielles de se dissoudre dans l'eau et suffisamment concentrées en principes actifs pour être réellement efficaces.

Ces huiles n'ont rien à voir avec tous les bains moussants, parfumés ou aux prétendus « extraits de plantes »*.

Il s'agit de produits dont l'action thérapeutique est très forte et dont le prix de revient – compte tenu de la concentration en huile essentielle – reste assez élevé.

Par contre, lorsque vous verrez un enfant turbulent habituellement insomniaque s'endormir cinq minutes après avoir pris un bain contenant des huiles essentielles de Camomille et de Pin ou encore, lorsqu'après une journée harassante un bain à l'essence de Romarin vous aura donné l'envie d'aller danser toute la nuit, vous ne regretterez pas votre achat et vous serez prêt à croire en la Phyto-Balnéothérapie.

* Ce qui ne veut strictement rien dire : vous pouvez obtenir un extrait en laissant macérer une feuille de concombre dans une tonne d'eau pendant trente secondes !

LA SYMPATHICOTHÉRAPIE

La Sympathicothérapie se définit comme une *Réflexothérapie endo-nasale,* réfléxothérapie qui a l'avantage sur toutes les autres d'avoir une action directe sur le *grand sympathique.*

Cette définition étant posée, il reste à l'expliquer d'une façon claire. Nous allons essayer.

Une réflexothérapie consiste à agir, par stimulation à distance (action réflexe) sur un organe donné. Les stimulations se font par massages, piqûres et attouchements.

Les réflexothérapies les plus connues sont : l'Auriculothérapie, le Shiat-Siu, le massage chinois.

Il existe des zones réflexes sur toute la surface du corps, tel point ayant une action sur le foie, tel autre sur les reins, etc.

Toutefois, il y a des zones privilégiées qui sont en relation, sur une très petite surface, avec tous les organes du corps. Ce sont : l'oreille, le dessous du pied et l'intérieur du nez (les cornets).

Les partisans de la Sympathicothérapie pensent que c'est en stimulant certains points de l'intérieur du nez que l'on obtient les réactions les plus rapides et les guérisons les plus spectaculaires, cette région étant richement innervée et, de plus, tapissée de ramifications du nerf *grand sympathique.*

Il est aussi possible, en stimulant certains points précis directement sur le grand sympathique, d'avoir une action sur des organes à distance.

Ceci est particulier à la Sympathicothérapie et explique ses extraordinaires succès dans des maladies peu accessibles aux autres thérapeutiques : angoisse, dépression, impuissance, malaises, troubles du rythme cardiaque, obésité, cellulite, artérite, rhumatismes aigus, etc.

De plus, la glande *hypophyse* est presque en contact avec le cornet supérieur du nez et des médecins qui ont étudié la question (docteurs

Laubry, Bonneton, Vidal) affirment que la Sympathicothérapie permet d'avoir une action rééquilibrante sur le fonctionnement de cette glande, qui est le chef d'orchestre de tout le système endocrinien.

Les stimulations des différents points sont sans douleur, elles s'effectuent à l'aide d'une petite tige, très fine, terminée par une boule.

Le sympathicothérapeute fait ces touches nasales en utilisant quelquefois, pour en amplifier l'action, des essences de plantes ou des anesthésiants.

Les essences de plantes ont toutes une action thérapeutique particulière mais elles ont (pour la plupart) une action commune : elles sont fortement antiseptiques et bactéricides. C'est peut-être pourquoi aucune sinusite chronique, aussi ancienne soit-elle, ne résiste à la méthode.

L'intérêt de la Sympathicothérapie peut se résumer en cinq points :

– action rééquilibrante sur le système sympathique ;
– action rééquilibrante sur le système endocrinien ;
– action intéressant tous les organes ;
– action rapide ;
– action indolore.

Il est fort dommage que si peu de thérapeutes l'utilisent. Actuellement des recherches sont en cours qui permettront peut-être de la sortir de sa quasi complète clandestinité pour le plus grand bien des malades.

LES PHYTOPLASMES

Les Phytoplasmes sont les modernes cataplasmes de nos ancêtres.

Ceux qui ont mis au point la méthode ont rejeté tout ce qui était « folklorique » dans l'utilisation de cette pratique.

Ils se sont appuyés sur les recherches les plus récentes concentrant l'action « iatraliptique » des plantes. C'est-à-dire action à travers la peau.

Il s'avère, au vu de ces études, que bien peu de substances peuvent passer la barrière cutanée que représente la peau.

Les plantes les plus actives sont celles qui contiennent des huiles essentielles et qui ont permis l'élaboration d'une nouvelle forme de soins dont le père est le docteur Jean Valnet : l'Aromathérapie.

Pour obtenir le maximum d'efficacité, on utilise, non pas la plante entière, mais seulement cette huile essentielle.

Cette fameuse huile essentielle ou essence de plantes est sûrement le produit du règne végétal qui passe le mieux la barrière cutanée.

A titre d'exemple, si vous vous frottez pendant quelques minutes la plante du pied avec une huile essentielle d'eucalyptus, vous allez exhaler l'odeur de la plante par la bouche. Si vous vous frottez la main avec de l'huile essentielle de poivre, vous allez avoir les muqueuses de la bouche complètement asséchées.

Que s'est-il passé ?

L'huile essentielle a une action iatraliptique. Non seulement, elle est passée à travers la peau mais en plus, elle s'est dirigée vers un organe précis : poumons ou muqueuses.

On dit que chaque huile essentielle de plantes à un tropisme particulier, c'est-à-dire une affinité pour tel ou tel organe (ou organes).

Ceci a été prouvé par des études scientifiques, en marquant des essences aux isotopes radioactifs et en suivant leur cheminement à travers les tissus (c'est ainsi que l'on s'est aperçu que l'huile essentielle de Romarin se dirigeait électivement vers le foie, ce qui explique l'action de cette plante même en usage externe).

Certains guérisseurs ont donc mis au point des formules de cataplasmes qui utilisent des substances dont l'action est connue depuis longtemps : algues, argile, boue organique, son, mais en ajoutant des huiles essentielles de plantes.

Les huiles essentielles de plantes « vectorisent » les principes actifs des autres produits, c'est-à-dire qu'ils les transportent dans l'organisme à travers la peau.

Les mélanges d'huiles essentielles se font en fonction de la maladie et du malade. Ainsi, une cellulite, selon que sa propriétaire sera hépatique, arthritique ou nerveuse se verra adjoindre une essence de Romarin, de Pin ou de Camomille en plus des essences les plus importantes dans ce cas : la Sauge et le Thym. C'est un exemple simpliste car pratiquement toutes les maladies sont susceptibles d'être améliorées par la méthode et un seul cataplasme demande parfois le mélange d'une quinzaine de plantes.

Acné

Véritable cauchemar de bien des jeunes gens mais également de plus d'adultes qu'on ne peut le croire, les petits (ou gros) boutons blancs de l'acné traversent les générations sans qu'apparemment aucun traitement ne parvienne à en venir à bout.

Les causes sont multiples et variables selon les praticiens : déséquilibre endocrinien, déséquilibre du système sympathique, troubles hépatiques ou pancréatiques. Chacun a sa petite opinion sur le sujet et son petit traitement, souvent peu efficace.

Les arguments des praticiens sont souvent les mêmes lorsque les traitements ont échoué : « mariez-vous » disent-ils aux jeunes gens ; lorsque le mariage est « consommé » (il s'agit d'une image, bien sûr), il n'y a plus rien à conseiller aux garçons. Les femmes s'entendent dire alors « ayez des enfants ». Les enfants arrivent sans modification notable au niveau de la peau. Alors le praticien baisse les bras : « ça passera plus tard ».

Dans un tableau aussi noir, la médecine naturelle, avec ses recettes de bonnes femmes et ses « guérisseurs » qui possèdent plus de bon sens que d'instruction, peut-elle prétendre être efficace ?

Nous avons trop vu de résultats incontestables pour ne pas vous indiquer ici les recettes qui nous ont semblé intéressantes.

RECETTES

1. ***Tisanes***

a) Fumeterre 30 g
Souci 30 g
Grand plantain 30 g

Houblon	30 g
Salsepareille	30 g
Pensée sauvage	30 g
Vigne rouge	30 g
Réglisse	30 g

Jeter deux cuillères à café dans une tasse d'eau chaude. Laisser infuser 10 minutes. Boire chaud non sucré à raison de trois tasses par jour.

Avis Michel Bontemps

Bonne recette qui a l'avantage d'agir sur plusieurs plans : dépuratif, stimulant de la circulation, du pancréas, du foie et régulateur du système endocrinien. C'est une préparation complète à coupler avec un traitement d'essences de plantes.

b)

Feuilles de myrtille	40 g
Haricot (cosses)	30 g
Artichaut	20 g
Géranium Robert	30 g
Sauge	20 g
Eucalyptus	30 g
Prêle	30 g

Mettre à bouillir quatre cuillères à soupe dans un litre d'eau pendant 3 minutes. Laisser infuser 10 minutes en couvrant. Boire une tasse avant chaque repas.

Avis Michel Bontemps :

Ce thé se montrera d'action plus sensible pour les porteurs d'acné souffrant d'un mauvais fonctionnement hépatique et surtout pancréatique. Toujours à utiliser parallèlement à un traitement d'essences de plantes.

2. ***Pommade***

Faire préparer en pharmacie homéopathique la pommade suivante :

Teinture mère de Propolis 10 g
Huile de Noisette 10 g
Huile essentielle de Lavande 1 g
Gel neutre q.s.p. 100 g

Appliquer deux fois par jour uniquement sur les boutons.

Avis Michel Bontemps :

Testée depuis longtemps sur des acnés rebelles, cette pommade constitue un excellent traitement local d'appoint.

3. ***Lotion***

Faire préparer en pharmacie homéopathique la lotion suivante :

Huile essentielle d'Origan 2 g
Huile essentielle de Thym rouge 2 g
Huile essentielle de Sarriette 2 g
Huile essentielle de Girofle 2 g
Huile essentielle de Romarin 2 g
Alcool à 90° q.s.p. 125 ml

Appliquer localement avec un coton.

Avis Michel Bontemps :

Peut-être plus immédiatement efficace mais moins durable dans son action que la pommade, cette lotion a deux inconvénients : il est interdit de se mettre au soleil après son application sous peine de subir un phénomène de photo-sensibilisation (apparition de taches marron indélébiles sur le visage). De plus, les doses d'essences de plantes étant très élevées, certaines personnes peuvent faire une allergie. Il est donc préférable de s'appliquer pendant deux jours un peu de produit au creux du bras pour voir la réaction.

4. ***Gouttes aux essences***

Faire préparer en pharmacie homéopathique :

Huile essentielle de Citron 1 g
Huile essentielle d'Origan d'Espagne 1 g

Huile essentielle de Lavande 1 g
Huile essentielle de Camomille 1 g
Huile essentielle de Genévrier 1 g
Teinture mère de Propolis q.s. 90 ml

Boire 30 gouttes, 3 fois par jour, dans un verre d'eau.

Avis Michel Bontemps :

Le remède miracle à l'acné n'existe pas ?

Essayez en même temps les recettes 1, 3 et 4 et écrivez-moi...

MAGNÉTISME

C'est une méthode à laquelle on ne pense pas souvent en cas d'acné. Pourtant, le magnétisme agissant comme régulateur du système sympathique et du système endocrinien doit trouver une place de choix dans un traitement anti-acnéique, surtout lorsqu'on connaît le peu de résultat en ce domaine des thérapies classiques.

En règle générale, pour un acné d'importance moyenne, même très ancienne, *l'amélioration doit être très nette en dix séances.*

PHYTOTHÉRAPIE

Le traitement de plantes, élaboré par le thérapeute, devrait être mis en place dès les premières séances de magnétisme.

Le foie et le pancréas jouent un rôle important dans l'apparition de l'acné.

Il convient de drainer et de stimuler, alternativement, ces organes en tenant compte des lunaisons qui ont, dans ce cas, une importance primordiale.

Les meilleurs résultats sont obtenus par l'utilisation des huiles essentielles de plantes qui contiennent, pour certaines, des hormones végétales qui font merveille en cas d'acné.

Aérophagie

L'aérophagie n'est qu'un symptôme trahissant une mauvaise élimination des aliments. Sans améliorer la digestion de façon sérieuse et adopter une saine diététique, on ne peut espérer que des résultats passagers. Le plus souvent, les ballonnements désagréables trahissent une aérophagie due à une alimentation défectueuse. Avant de vous précipiter chez le médecin ou le guérisseur, consultez donc tout simplement un diététicien qui vous remettra sur le droit chemin de l'alimentation équilibrée et de la bonne santé.

En attendant cette consultation et vos bonnes résolutions, voici quelques recettes qui vous aideront à patienter.

RECETTES

1. ***Miel à l'essence de Basilic***

Après chaque repas, prendre une cuillère à café de miel dans laquelle seront versées 3 gouttes d'huile essentielle de Basilic.

Avis Michel Bontemps :

Il faut choisir une huile essentielle de Basilic absolument naturelle, pure et non coupée. Demandez conseil dans une pharmacie homéopathique. Je vous conseille de ne pas utiliser cette recette à plus d'un repas par jour, vous risqueriez des brûlures d'estomac.

2. ***Tisane des trois semences***

Prendre une cuillère à soupe de semences de Coriandre, une cuillère à soupe de semences de

Carvi, une cuillère à soupe de semences d'Anis vert.
Les jeter dans un litre d'eau bouillante. Couvrir et laisser infuser 10 minutes. Filtrer. Boire une tasse après chaque repas en faisant tiédir.

Avis Michel Bontemps :

Les vertus de ces semences sont connues depuis la plus haute antiquité. Elles sont indiquées non seulement pour diminuer l'aérophagie mais pour faciliter la digestion, stimuler l'état général et faire disparaître les migraines d'origine nerveuse.

Depuis le Moyen Age, on préconise « la tisane des 4 semences chaudes », même recette en utilisant l'anis vert, le cumin, le coriandre et le fenouil.

Il est à noter que cette recette apporte souvent un soulagement notable aux jeunes filles qui souffrent de règles douloureuses.

3. ***Demi-bain froid***

Tous les soirs, une demi-heure avant de dîner, prendre un demi-bain froid. Il suffit de se plonger dans une baignoire de façon à avoir de l'eau jusqu'à la taille pendant 15 secondes. La température de l'eau sera de 16° environ. Dès la sortie du bain, se frictionner vigoureusement et se couvrir chaudement.

Avis Michel Bontemps :

Sans aucun doute, le plus efficace mais le moins employé des remèdes. Peu de gens se décident au bain froid dont l'effet est pourtant spectaculaire et durable. Il est indispensable pour ce bain que la salle de bains soit bien chauffée.

SOPHRO-MAGNÉTISME

L'aérophagie, lorsqu'elle est liée à un déséquilibre énergétique prévisible astrologiquement – la planète Mercure dans le signe du Lion ou du Cancer – est guérie totalement par l'utilisation quotidienne du sophro-magnétisme.

C'est évidemment un peu fastidieux mais dix minutes par jour de concentration pour bien digérer, avoir le ventre plat et se sentir en pleine forme, est-ce que le jeu n'en vaut pas la chandelle ? A vous de juger.

REBOUTEMENT

Lorsqu'il y a blocage de vertèbres dont les racines nerveuses correspondantes règlent la digestion, il peut se produire une aérophagie importante et rebelle à tout médicament.

Si tel est votre cas, sachez que le malaise peut cesser en deux ou trois séances de manipulations.

Aménorrhée

L'aménorrhée est la diminution du flux menstruel chez la femme. Ce symptôme ne serait que soulagement s'il ne s'accompagnait pas, hélas, de troubles secondaires : douleur du bas-ventre, migraines, cellulite. Il traduit, de toutes façons, un déséquilibre endocrinien important pour lequel il est indispensable de consulter un praticien, à moins que ces quelques conseils suffisent à tout faire rentrer dans l'ordre...

RECETTES

1. ***Tisane***

Prendre une bonne pincée de :
  Camomille
  Armoise
  Marrube blanc
  Fleurs de souci
  Mélisse
  Ményanthe

Jeter le tout dans un litre d'eau bouillante.
Laisser infuser 10 minutes, Filtrer.
Boire 4 à 5 tasses par jour, une semaine avant la date des règles.

Avis Michel Bontemps :
La formule originale comprend également une pincée d'Herbe de Rue qui est malheureusement classée Tableau A et délivrée uniquement sur ordonnance. Si vous pouvez vous en procurer, n'hésitez pas, ajoutez une pincée de Rue à cette infusion, l'effet sera plus évident. Une pincée suffit. Plus, vous risqueriez d'avoir des contractions de l'utérus peu agréables.

2. ***Infusion de millefeuille***

Prendre 20 g de sommités de fleurs de Millefeuille. Les jeter dans 1/2 litre d'eau bouillante. Laisser infuser 10 minutes. Filtrer.
Boire dans la journée en plusieurs fois, tous les jours, à partir du 10e jour avant les règles.

Avis Michel Bontemps :

Puissamment emménagogue, la Millefeuille donne presque toujours de bons résultats. Si cette infusion ne donne pas les résultats escomptés, prenez un mélange à parts égales de fleurs de Souci et de Millefeuille (10 g de chaque).

Pour plus de facilité, vous pouvez également utiliser un mélange de

Teinture de Millefeuille
Teinture de Souci

20 gouttes de chacune, mélangées dans un verre d'eau, deux fois par jour.

Ces teintures sont vendues en pharmacie, sans ordonnance.

3. ***Vin d'absinthe***

1 litre de Muscat blanc
30 g de feuilles d'Absinthe.
Laisser macérer 48 heures en agitant de temps en temps.
Passer en pressant fortement. Filtrer. Boire un verre à liqueur avant les deux principaux repas.

Avis Michel Bontemps :

Le vin d'Absinthe est un excellent stimulant général. Il est indiqué si la diminution des règles s'accompagne d'une anémie générale.

4. ***Bain de pieds à température croissante***

Prendre un bain de pieds à température croissante dont les effets sont généralement excellents. Le processus est simple : vous commencez avec

de l'eau à 35° et, en un quart d'heure (durée du bain), vous augmentez progressivement la température jusqu'à 45°.
Commencer le bain de pieds trois jours avant l'apparition des règles et continuer pendant toute leur durée.

Avis Michel Bontemps :

Ce bain était déjà conseillé par l'abbé Kneipp au siècle dernier. Il n'a rien perdu de son efficacité.

5. ***Un emménagogue***

Boire un verre à liqueur avant les principaux repas d'un vin ainsi préparé :

Teinture de Safran	20 g
Esprit de Mindererus	20 g
Sirop d'Armoise	125 g
Vin blanc doux et sucré	500 g

Avis Michel Bontemps :

Ce délicieux apéritif est à prendre 10 jours avant l'arrivée des règles. Plus de 10 jours par mois n'ajouterait rien à son efficacité et ne ferait que flatter votre gourmandise.

Attention, l'alcoolisme démarre toujours tout doucement !

6. ***Persil***

Manger le plus souvent possible du persil.
Dix jours avant les règles, prendre 3 gouttes d'huile essentielle de Persil sur un morceau de sucre, tous les matins.

Avis Michel Bontemps :

La réputation d'emménagogue puissant du persil n'est plus à faire.

Il est certain que l'habitude de manger tous les jours un bouquet de persil plat guérirait les aménorrhées à 80 %. Il est possible que le traitement lasse assez vite !

MAGNÉTISME

Un bon magnétiseur doit toujours obtenir de très bons résultats en cas d'aménorrhée, comme dans tous les déséquilibres du cycle menstruel de la femme, que ce soit des règles trop abondantes, des douleurs pendant le cycle, un cycle irrégulier, etc. Ceci nous a été confirmé par plusieurs praticiens. La méthode étant sans danger et d'action rapide, il nous semble donc intéressant d'essayer le magnétisme avant toute autre thérapie.

Les magnétiseurs sont tellement affirmatifs qu'il nous paraît curieux que les patients ne soient pas mieux informés.

SYMPATHICOTHÉRAPIE

Cette thérapie donne également des résultats très rapides mais demande l'adjonction d'essences de plantes dont le choix découle d'un diagnostic très précis.

Ce ne sont ni les mêmes points ni les mêmes essences qui seront utilisés en cas d'aménorrhée, de dysménorrhée et de cycle irrégulier. Les dates d'application des touches nasales doivent également être choisies avec discernement et les essences de plantes varieront en fonction de ces dates.

REBOUTEMENT

Très souvent, les chiropractors le répètent depuis longtemps, les irrégularités du cycle menstruel sont liées à un blocage vertébral.

On doit donc, dans tous les cas, faire vérifier scrupuleusement l'état de ses articulations vertébrales. Il ne faut jamais oublier qu'il n'y a pas forcément une seule et unique cause. On peut souffrir d'aménorrhée par suite d'une perturbation du grand sympathique – à soigner par Sympathicothérapie – *et* d'un blocage du sacrum – à soigner par manipulation.

Asthme

Tous les malades qui souffrent d'asthme n'ont pas besoin qu'on leur décrive les symptômes de cette maladie. Dès que leur respiration devient sifflante, dès qu'ils ressentent les premières impressions d'étouffement, ils savent très bien que la crise d'asthme n'est pas loin.

Il est difficile d'imaginer à quel point cette impression d'étouffement peut être angoissante. Dans les grandes crises d'asthme, chaque bouffée d'air inspirée est une victoire et une lutte pour la vie car le malade a toujours l'impression que c'est peut-être la dernière.

Quand on connaît les ravages causés par le seul traitement allopathique vraiment efficace : la cortisone, on ne peut pas refuser le concours de la médecine naturelle. Même si les remèdes proposés ne permettaient que de diminuer les doses de médicaments, ce serait déjà une grande victoire.

RECETTE

1. ***Bain de bras***

Tous les matins, au réveil, faire un bain froid des avant-bras pendant une minute. L'eau doit être la plus froide possible.

Avis Michel Bontemps :

Ce bain est à proscrire en période de crise où il sera remplacé par un bain de bras chaud.

2. ***Friction du buste***

Tous les soirs faire une friction du buste au vinaigre de cidre.

Avis Michel Bontemps :

Ceci agit dans tous les cas où il y a déséquilibre endocrinien. Elle sera donc indiquée pour les asthmes allergiques.

3. ***Alcool d'ail***

Prendre une tête d'ail.
La couper en fines lamelles.
La mettre à macérer pendant deux semaines dans trois litres de très bonne eau-de-vie de cidre.
Prendre bien soin d'agiter la bouteille au moins une fois par jour.
Passés les dix jours, filtrer dans un linge fin.
En cas de crise, faire un « canard » avec cet alcool, c'est-à-dire y tremper un sucre et le sucer doucement.
En même temps, si la crise est forte, prendre un linge, le tremper dans de l'eau très chaude, l'essorer rapidement et ensuite l'imprégner de cet alcool avant de l'appliquer sur la poitrine en entourant le buste de flanelle.
Attention, il faut retirer le linge avant qu'il ne soit froid et renouveler l'opération autant de fois que nécessaire. Il faut donc faire très vite et prendre de l'eau très chaude. Il faut également veiller, pendant l'application, à ce que la pièce soit très chaude.

Avis Michel Bontemps :

Sans pouvoir expliquer le mode d'action de ce remède, disons qu'il est très efficace dans certaines formes d'asthme.

4. ***Cure d'essences de plantes***

Prendre tous les jours sur un morceau de sucre :
une goutte d'huile essentielle de Citron le soir ;
une goutte d'huile essentielle de Niaouli ;
une goutte d'huile essentielle de Lavande ;
une goutte d'huile essentielle d'Eucalyptus.
(En alternance tous les jours le matin après déjeuner.)

Avis Michel Bontemps :

Recette normalement plus efficace dans les cas de bronchite chronique.

A essayer... mais en remplaçant le sucre par une cuillère à café de miel à la gelée royale à 3 %.

5. ***Jus de persil et de cresson***

En dehors des crises, prendre tous les matins à jeun une cuillère à soupe de jus de persil mélangé avec une cuillère à soupe de cresson. Pour obtenir ces jus, il est indispensable de passer les plantes à la centrifugeuse.

Avis Michel Bontemps :

Cette habitude régulière permet réellement d'espacer les crises. Il est quelquefois recommandé de mélanger les jus à un verre de lait tiède, mais il faut se méfier des réactions d'allergie toujours possibles au lait.

6. ***Vin de racine d'Asaret***

Choisir un vin blanc doux de bonne qualité et y mettre à macérer de la racine d'Asaret pendant une semaine en remuant tous les jours la bouteille. Les proportions varient selon l'âge du malade :

8 g de racine pour un litre à 10 ans
16 g de racine pour un litre à 15 ans
32 g de racine pour un litre après 20 ans.

En période de difficulté respiratoire, prendre une cuillère à soupe toutes les trois heures.

Avis Michel Bontemps :

Recette efficace mais à éviter avant quinze ans.

7. ***Tisane des 4 racines***

Racine d'Ache	30 g
Racine de Bardane	30 g
Racine de Chiendent	30 g
Racine d'Aunée	30 g
Capillaire	20 g
Marrube blanc	5 g
Hysope	5 g
Semences de Fenouil	15 g

Prendre 6 grosses cuillères à soupe et faire bouillir dans un litre d'eau pendant 10 minutes. Laisser infuser 5 minutes.
Boire une tasse entre les repas en période de difficulté respiratoire et toutes les heures en cas de crise.

Avis Michel Bontemps :
Efficacité multipliée par cent si l'on peut ajouter 1 g de suc frais de Chélidoine dans la tasse. Attention : pas davantage parce que toxique.

8. ***Bouillon d'oignon***

Boire deux bols par jour, après les repas, d'une infusion d'oignon. Pour la préparer :
Couper en tranches 1 kg d'oignons.
Les jeter dans deux litres d'eau bouillante.
Laisser infuser 15 minutes.
Filtrer.
Conserver frais.

Avis Michel Bontemps :
Peu agréable au goût, cette infusion originale offre le grand avantage d'être en même temps un excellent dépuratif anti-putride des intestins.
Tous les troubles hépatiques s'accompagnent d'une fermento-putrescence intestinale et il n'est pas toujours suffisant de traiter le foie pour voir les troubles disparaître. Il faut bien souvent traiter aussi les intestins.
Cette solution permet de faire d'une pierre deux coups.

SYMPATHICOTHÉRAPIE

Des résultats inespérés et spectaculaires ont été obtenus par la Sympathicothérapie là où tout avait échoué.

Toutefois, l'asthme demande une grande maîtrise de la méthode, qui ne doit être pratiquée que par un praticien très au courant des différentes causes de cette maladie ainsi que des médicaments utilisés jusqu'à ce jour pour soigner le patient. En effet, les aggravations possibles sont à l'image des guérisons : spectaculaires.

Il convient donc d'être très sélectif quant au choix des praticiens.

MAGNÉTISME

Là encore, tout dépend du praticien.

Il y a des réussites totales, même en cas d'asthme infecté, comme il y a des échecs sur des asthmes pourtant bénins. On ne note que peu d'aggravations, sauf pendant les premières séances mais qui ne sont que passagères.

Le magnétisme est donc une thérapie à essayer en priorité en cas d'asthme, surtout chez les enfants.

Lorsqu'on connaît les ravages provoqués par la corticothérapie sur l'organisme – traitement trop fréquent de l'asthme – on est étonné que les possibilités des médecines douces ne soient plus connues.

PHYTOTHÉRAPIE

Un traitement à base de plantes réputées anti-asthmatiques (boucage, coquelicot, impératoire, plantain, saponaire, tussilage, etc.) ne donnera bien souvent que des résultats passagers.

Par contre, la Phytothérapie permet de composer des traitements parfaitement adaptés à chaque cas, dont l'action sera progressive, douce mais durable. Les récents travaux de M. Christian Boulon sur les plantes anti-histaminiques (anti-allergiques) ont complètement bouleversé les données actuelles du traitement de l'asthme et des allergies en phytothérapie et permettent d'espérer une véritable révolution en ce domaine.

SOPHRO-MAGNÉTISME

C'est une méthode qui ne donnera pas de résultat en cas de « crise » d'asthme mais qui devrait être le prolongement naturel de toute thérapie majeure, surtout pour les patients ayant la planète Mercure en Cancer ou en Vierge dans leur thème cosmobiologique.

Bronchite chronique

Le fameux catarrhe des voies respiratoires, cher à la médecine populaire, c'est-à-dire l'engorgement permanent des voies respiratoires, est une maladie de plus en plus répandue. Cela est dû, pour certains, à la pollution atmosphérique qui ne nous permet jamais d'avoir les poumons propres et pour d'autres à l'usage exagéré des antibiotiques. En effet, on ne laisse plus les maladies suivre leur cours naturel. Au lieu d'aider l'organisme à éliminer les toxines, on stoppe artificiellement l'évolution. C'est pourquoi on voit de plus en plus de maladies chroniques que rien ne parvient à enrayer. L'usage des antibiotiques fragilise le terrain et crée des virus mutants, c'est-à-dire qu'ils se transforment dans un organisme, s'acclimatent, deviennent résistants aux antibiotiques et rien ne peut plus les déloger.

Ne parlons pas de la cortisone qui fragilise les tissus et qui, donnée à tort et à travers, annihile les possibilités de défense des émonctoires.

Voilà bien des raisons pour vous tourner vers les remèdes naturels qui ont fait leurs preuves. Il vaut mieux endurer une grippe ou un rhume trois jours de plus que de traîner une bronchite chronique toute votre vie. Maintenant, si elle est installée, voyons les moyens de vous aider.

RECETTES

1. ***Suc d'escargot***

Prendre un saladier de taille moyenne.
Placer dessus une passoire suffisamment large pour qu'elle s'y adapte. Tapisser cette passoire d'un linge très fin (une gaze).

Remplir la passoire d'escargots, couvrir et laisser une dizaine de jours. Recueillir le jus dégagé par les escargots et les conserver au frais. Prendre une cuillère à café le matin à jeun.

Avis Michel Bontemps :

Cette recette a fait ses preuves depuis des générations. Contrairement à ce que l'on peut croire, le suc d'escargot n'a absolument aucun goût. Une tradition populaire veut que si l'on mange, cru, le premier escargot rencontré au printemps, on se protège des rhumes, grippes, bronchites et autres inconvénients de même acabit pendant l'année à venir. Voulez-vous essayer ?

2. ***Sirop de radis noir***

Découper un radis noir en tranches fines.
Placer dans un saladier :
 une couche de tranches de radis noir ;
 une couche fine de sucre en poudre non raffiné.
Continuer en alternant.
Attendre 3 à 4 heures.
Faire couler le jus obtenu – le sucre doit être entièrement fondu – dans le bol. Boire une cuillère à soupe le matin à jeun.

Avis Michel Bontemps :

Excellent pour dégager les bronches, ce sirop est également efficace pour nettoyer la vésicule biliaire. Le jus de radis noir est le meilleur cholagogue que je connaisse.

Il faut le conserver au frais mais sa durée de conservation est limitée. Il ne faut donc pas recueillir le jus de plus d'un radis noir à la fois.

Le sirop de radis noir est tout particulièrement indiqué aux bronchiteux hépatiques, ce qui est fréquent.

3. ***Sirop de carotte***

Évider une grande carotte par son côté le plus gros de façon à pouvoir y loger deux cuillères à soupe de sucre candi.

Percer la carotte dans le sens de la longueur avec une aiguille à tricoter. Remplir la carotte de sucre candi.

La placer au-dessus d'une bouteille à large goulot ou la suspendre au-dessus d'un bol par une ficelle. Recueillir le sirop qui en coulera et en boire une cuillère à soupe le matin à jeun.

Avis Michel Bontemps :

Recette légèrement moins efficace que la précédente, elle est conseillée aux bronchiteux qui ont les intestins fragiles et des douleurs d'estomac.

Ces deux sirops peuvent être utilisés avec succès en cas de bronchite aiguë en prenant une cuillère à soupe toutes les deux heures.

4. ***Tisane***

Boire, tous les soirs, une tasse du mélange de plantes suivant :

Tussilage	20 g
Guimauve	20 g
Véronique	20 g
Lichen d'Islande	20 g
Bouillon blanc (fleurs)	20 g
Violette	20 g
Hysope	10 g
Coquelicot	10 g

Comptez une cuillère à soupe pour un bol d'eau bouillante. Laisser infuser 10 minutes. Sucrer au miel d'acacia.

Avis Michel Bontemps :

Bonne recette de longue haleine, si j'ose dire, elle l'est également en cas de bronchite par refroidissement. Il faudra alors boire 4 à 5 tasses par jour.

Je ne sais pas si le miel d'acacia est plus efficace dans ce cas que celui de romarin mais, de toutes façons, il est plus liquide, donc plus facile à diluer !

5. ***Jus de cresson***

Prendre du cresson de fontaine très frais.
Passer à la centrifugeuse jusqu'à obtenir un demi-verre à moutarde de jus et compléter avec du lait très froid.
Boire le matin à jeun.

Avis Michel Bontemps :

Remarquablement efficace en cas de bronchite chronique, connu en cas d'enrouement chronique, ce remède appelle quelques remarques importantes.

Il faut d'abord être certain d'avoir du cresson remarquablement frais et rejeter sans hésiter la botte où une seule des feuilles serait jaunie. Le jus de cresson peut occasionner des intoxications très graves. A la moindre intolérance, arrêter immédiatement.

Il faut trier le cresson branche par branche et le laver à plusieurs eaux car il peut contenir la fameuse « douve du foie », sorte de ver qui, une fois avalé, va se nicher inexorablement dans le foie et le détruit entièrement.

Chez certaines personnes, le cresson provoque des contractions violentes de la vessie et l'émiction d'urine : dans ce cas, bien entendu, ne pas insister. Il est déconseillé aux femmes enceintes car réputé abortif.

Ceci dit, les résultats sont quelquefois si spectaculaires que le jeu en vaut tout de même la chandelle quand les autres médications se sont révélé inefficaces.

Pour plus de sécurité, il est tout de même préférable de commencer par des préparations peut-être moins efficaces mais ne donnant pas de troubles secondaires. En voici trois exemples :

a) Un demi-litre de jus de cresson recueilli avec les précautions prescrites. Y ajouter 700 g de sucre en poudre. Bien mélanger pour obtenir un sirop. Boire quatre cuillères à soupe par jour.

b) 100 g de feuilles de cresson à mettre à macérer dans une bouteile de vin blanc doux. Boire un verre à apéritif avant les deux principaux repas plus un verre au coucher.

c) 50 g de feuilles de cresson. Jeter dessus un litre d'eau bouillante et bien fermer hermétiquement avec un lourd couvercle. Laisser infuser 15 minutes. Filtrer. Boire trois verres par jour.

Le cresson est également efficace en salade. Tout bronchiteux devrait manger quotidiennement une salade composée de cresson, chicorée et laitue.

6. *Gelée de chou rouge*

Passer à la centrifugeuse une quantité de feuilles de chou rouge suffisante pour obtenir 1/2 litre de jus.

Ajouter 500 g de miel (de thym si possible ou, à défaut, de lavande).

Cuire à feu doux pendant une heure.

Prendre 3 à 4 cuillères à soupe de la gelée ainsi obtenue au cours de la journée.

Avis Michel Bontemps :

Je n'ai jamais essayé cette formule qui semble intéressante, le chou ayant de tout temps été recommandé pour lutter contre le catarrhe des voies respiratoires.

On obtient également de bons résultats en mangeant de façon intensive de la choucroute. Le docteur Cazin rapporte même le cas d'une personne affligée de bronchite depuis plusieurs années qui se guérit en mangeant pendant deux mois une soupe au chou, avec les feuilles, tous les soirs pour tout repas.

MAGNÉTISME

C'est le seul traitement – à pratiquer au cabinet du praticien – qui donne des résultats intéressants. Encore le magnétisme agit-il plus sûrement sur les crises aiguës de bronchites que véritablement sur le terrain bronchique.

PHYTOTHÉRAPIE

Un traitement phytothérapique bien conduit doit donner de bons résultats mais il faut être patient.

Beaucoup de praticiens mélangent à leur traitement de plantes des organothérapiques (extraits d'organes) et des isothérapiques (traitements homéopathiques obtenus à partir des propres sécrétions du malade).

Brûlure

Quelle qu'en soit l'importance, il est souhaitable d'avoir toujours sous la main un produit propre à apaiser le feu d'une brûlure.

Si, dans un premier temps, on pense avant tout à la douleur, il faut également penser plus loin et envisager les suites, c'est-à-dire l'éventuelle cicatrisation disgracieuse. Il faut donc que le produit appliqué, non seulement calme la douleur, mais encore favorise la cicatrisation.

RECETTES

1. ***Huile de Millepertuis***

500 g de fleurs de Millepertuis ;
1 litre d'huile d'olive vierge.

Laisser macérer 10 jours au soleil en agitant une fois par jour. Passer en prenant soin de bien presser les fleurs pour en retirer toute l'huile dont elles sont imprégnées. L'huile doit avoir une belle couleur rouge. Appliquer avec un coton plusieurs fois par jour en cas de brûlures.

Avis Michel Bontemps :

Cette recette classique est remarquablement efficace non seulement pour les brûlures mais également pour les coups de soleil et les petites plaies. Par contre, il faut savoir qu'il s'agit de fleurs de Millepertuis fraîches et non séchées. De plus, seul le Millepertuis officinal à petites fleurs jaunes est efficace. Le Millepertuis d'ornement, cultivé habituellement dans les jardins, n'a pas les mêmes propriétés. Les fleurs se récoltent de mai à octobre selon les régions. La plante se reconnaît facilement à ses feuilles percées d'une multitude de petits trous.

2. ***Eau-de-vie de Lis***

Emplir une bouteille de pétales de Lis blanc.
Ajouter de l'eau-de vie de cidre.
Attendre 10 jours que les pétales se tassent. Compléter avec de l'eau-de-vie de façon que la bouteille soit bien pleine. Appliquer avec un coton en cas de brûlure.

Avis Michel Bontemps :

Cette eau-de-vie de Lis a des propriétés cicatrisantes remarquables. Il faut l'utiliser également pour nettoyer les plaies. Il est possible, sans nuire à ses propriétés, de remplacer l'eau-de-vie de cidre par de l'alcool à 90°.

3. ***Pommade aux essences***

Masser légèrement, de la pulpe du doigt, la brûlure avec une pommade composée ainsi :

Huile essentielle de Myrte	1 g
Huile essentielle de Thym	1 g
Gaïacol	1 g
Eucalyptol	1 g
Baume du Pérou	1 g
Vaseline	100 g

Avis Michel Bontemps :

Éminemment cicatrisante, cette pommade offre l'avantage d'être bactéricide et antiseptique. Vous éviterez ainsi d'éventuelles infections de la plaie.

MAGNÉTISME - INCANTATION

Des résultats spectaculaires sont obtenus par certains magnétiseurs qui imposent les mains tout en récitant intérieurement une incantation.
Que ce soit scientifiquement peu vraisemblable, pour l'instant, ne doit pas nous empêcher de reconnaître les faits.

Nous avons vu des brûlures disparaître sans laisser de traces en 24 heures et la douleur cesser immédiatement après une seule imposition.

Ce secret que constitue l'incantation ne doit jamais s'écrire, il se transmet oralement et toujours à une personne plus jeune. Si l'on ne respecte pas ces conditions, le détenteur perd tout ses pouvoirs.

En attendant des explications plus rationnelles, ces traditions se perpétuent pour le grand bien de ceux qui peuvent en bénéficier.

Cellulite

Il est inutile de décrire cette calamité des temps modernes qu'est la cellulite. Celles qui en souffrent ne connaissent que trop cet aspect de « peau d'orange » tant décrit de l'épiderme celluliteux.

On se perd en conjectures sur son origine.

Ce qui est sûr, c'est qu'au départ, il s'agit d'une mauvaise imperméabilité des petits vaisseaux qui laissent échapper l'eau du sang. Cette eau envahit les tissus et il se forme ce que l'on nomme un œdème.

C'est le début de la cellulite.

Par la suite, le métabolisme local étant perturbé, les fibres du tissu conjonctif emprisonnent les graisses, le sel et l'eau du corps. A ce stade, la cellulite s'installe d'une façon durable, inesthétique et douloureuse.

Certains soins externes et locaux donnent des résultats rapides et spectaculaires ; malgré tout, les causes profondes étant internes, il faudra toujours un traitement en profondeur pour en venir à bout d'une façon définitive.

1. ***Cataplasme de fromage blanc***

Choisir du fromage blanc fabriqué à partir de lait cru (non stérilisé), qu'il soit onctueux mais qu'il comporte néanmoins des « grumeaux ».
Etalez-le en épaisseur de 3 cm environ sur un linge de coton et appliquez-le sur les endroits à traiter. Le cataplasme doit être maintenu en place 1/2 heure et renouvelé, si possible, tous les jours.

Avis Michel Bontemps :

Cette recette est très efficace. Elle était conseillée par l'abbé Kneipp et ses disciples au début du siècle.

Ce cataplasme s'adresse aux cellulites indurées et douloureuses. Son action consiste moins à faire fondre la cellulite qu'à « l'amollir ». Au bout d'une quinzaine d'applications, la cellulite n'est plus douloureuse, les jambes dégonflent et la circulation s'améliore.

Ce cataplasme s'adresse aux personnes ayant en plus une mauvaise circulation veineuse.

Pour éliminer efficacement la cellulite, il faudrait ajouter au cataplasme des feuilles de lierre grimpant et de la prêle broyées. Vous pouvez les pulvériser tout simplement dans votre mixer.

L'idéal serait d'utiliser ces deux plantes fraîches. Elles se récoltent toutes deux aux mois de mai et juin, périodes idéales pour commencer à mincir... l'été approche !

2. ***Cataplasme d'argile et de son***

Acheter dans le commerce des Algues microfinées, c'est-à-dire pulvérisées mais extrêmement finement. Il faut choisir du varech vésiculeux de préférence aux laminaires.

Vous les mélangez, à parts égales, avec du son de blé. Ensuite, vous ajoutez de l'eau très chaude de façon à obtenir une pâte épaisse et très maléable.

Vous étalez cette pâte sur du papier d'aluminium ménager et vous appliquez les algues directement sur la peau en appuyant fortement avec les mains.

Avis Michel Bontemps :

Ce cataplasme est très efficace. Il s'adresse aux femmes ayant une cellulite localisée et une tendance à prendre du poids plus qu'à « gonfler » et à retenir l'eau.

Un petit détail pratique à connaître : vous pouvez acheter du son de blé dans les « moulins ». Il y en a dans chaque grande ville. Vous l'achèterez alors par sac de 5 kilos pour un prix dérisoire, alors que vous le paierez très cher, au détail, dans les maisons de régime.

Pensez à demander du son « alimentaire » qui pourra également être utilisé, mélangé à vos aliments, à raison d'une cuillerée à soupe par jour, pour régler vos problèmes de constipation. Vous l'utiliserez également – si vous avez du courage – en le mélangeant à de la farine ordinaire pour faire votre pain complet.

Pour les rendre encore plus efficaces, je vous conseille d'ajouter aux cataplasmes des huiles essentielles de plantes que vous trouverez en pharmacie. Quelques gouttes par cataplasme suffisent. Les huiles essentielles sont à choisir selon votre propre problème. Il faudrait demander l'avis d'un spécialiste. A titre d'exemple et pour les cas les plus courants :

Cellulite + douleur articulaire : H.E. de Pin ;
Cellulite + nervosité : H.E. de Camomille + Pin ;
Cellulite + mauvaise circulation artérielle : H.E. de Romarin ;
Cellulite + troubles hépatiques : H.E. de Romarin ;
Cellulite + mauvaise circulation veineuse : H.E. de Cyprès, H.E. de Sarriette, H.E. de Genévrier ;
Cellulite + déséquilibre endocrinien : H.E. de Sauge + H.E. de Thym.

3. *Cataplasme chou, lierre grimpant et argile*

Il s'agit là d'un cataplasme qu'utilise un guérisseur chez lui mais que vous pouvez fort bien utiliser à la maison maintenant que vous en connaissez le secret !

Il faut trouver dans le commerce des rouleaux de papier légèrement cartonné et gaufré qui sert à faire les emballages. Ce papier, marron, ressemble à des bandes velpeau. Il est légèrement extensible et très solide. Choisissez des rouleaux d'environ 15 cm de large que vous couperez par morceaux d'un mètre de long.

Préparez également un mélange de chou vert cru et de feuilles de lierre grimpant pulvérisés. En pratique, vous faites un mélange 3/4 chou, 1/4 feuilles de lierre grimpant. Vous le passez au mixer en ajoutant, par bande, l'équivalent de deux cuillères à soupe rases d'argile blanche en poudre. L'argile doit s'ajouter pendant le mixage. Lorsque vous aurez mixé le tout, vous enduisez vos bandes sur 1 cm d'épaisseur. Ensuite, vous les enroulerez autour des endroits à traiter en serrant très fortement.
La longueur de 1 m n'est, bien sûr, qu'indicative. Elle est valable pour les jambes. Pour certains abdomens, il est préférable de prévoir 2 m et plus. Le cataplasme doit être maintenu pendant 30 minutes.

Avis Michel Bontemps :

Cette recette est excellente pour les femmes souffrant d'une cellulite douloureuse et indurée qui s'accompagne de douleurs articulaires.

Les femmes qui ont tendance à avoir des « boutons », de l'eczéma verront leurs problèmes de peau s'accentuer au début. Il faut persister. C'est que leur organisme a besoin d'éliminer les toxines.

Il serait judicieux d'utiliser ce cataplasme en période de lune décroissante et le cataplasme d'algues et de son en période de lune croissante. De même, vous obtiendrez plus d'effet en prenant la première tisane en lune décroissante et la seconde en lune croissante. Vous pouvez ainsi combiner un traitement complet.

4. Quelques recettes de tisanes

1re tisane :

Artichaut	10 g
Aubier de Tilleul	10 g
Ortie piquante	10 g
Marrube blanc	10 g
Bourdaine	10 g
Bruyère	10 g

Reine des prés	20 g
Vigne rouge	20 g
Varech vésiculeux	60 g

Vous comptez environ quatre cuillères à soupe pour un litre d'eau froide. Vous portez à ébullition pendant 3 minutes et vous laissez infuser 10 minutes. Filtrer et boire dans la journée.
Cure de 21 jours.

Avis Michel Bontemps :

Cette tisane est excellente pour régulariser les grandes fonctions de l'organisme : glandes endocrines, foie, intestins, circulation. C'est, en même temps, une très bonne préparation pour drainer les toxines.

Son inconvénient : elle ne fait pas suffisamment éliminer. Je conseille, après la cure de 21 jours, de faire une cure de 7 jours de tisane diurétique. Il en existe d'excellentes en pharmacie.

Voici une formule à titre d'exemple :

Queues de cerise	20 g
Écorce de saule	20 g
Pariétaire	10 g
Busserole	10 g
Renouée des oiseaux	10 g
Verge d'or	10 g
Romarin	10 g
Feuilles de Frêne	10 g

Comptez 5 grosses cuillères à soupe pour un litre d'eau. Faire bouillir 2 minutes puis laisser infuser 10 minutes. Filtrer. Boire à raison de 3 à 4 tasses par jour.

2e tisane :

Genièvre	20 g
Cassis	25 g
Frêne	35 g
Reine des prés	35 g
Prêle	35 g
Maïs stigmates	20 g
Pariétaire	20 g

Comptez quatre cuillères à soupe pour un litre d'eau froide. Portez doucement à ébullition. Ne pas laisser bouillir. Infuser 10 minutes. Boire 3 tasses par jour.

Avis Michel Bontemps :

Cette tisane est destinée aux femmes qui retiennent l'eau et qui souffrent, en plus, de douleurs articulaires.

Il est à noter que beaucoup de femmes se plaignant de cellulite sont arthritiques.

MAGNÉTISME

Une des grandes réussites du magnétisme est incontestablement son action sur la cellulite. Cela peut paraître étrange et pourtant cela s'explique.

Il est admis que la cellulite provient d'un déséquilibre endocrinien et tout particulièrement d'un mauvais fonctionnement de l'hypophyse.

Or, le magnétisme permet de rééquilibrer, souvent très rapidement, le fonctionnement des glandes endocrines.

Un des plus grands magnétiseurs français, qui malheureusement a cessé d'exercer, soignait la cellulite et l'obésité en pratiquant *uniquement* des impositions au niveau de l'hypophyse. Ce guérisseur, installé à Brest il y a quelques années, a fini par quitter la ville à l'improviste, sans laisser d'adresse. Il avait trop de clients et n'arrivait plus à se trouver ne serait-ce qu'un jour de congé !

SYMPATHICOTHÉRAPIE

S'il existe un déséquilibre endocrinien, il y a fatalement un mauvais fonctionnement du système sympathique. La Sympathicothérapie stabilise les résultats. Il faut compter une dizaine de séances.

REBOUTEMENT

Utilisée seule, la remise en place des articulations (colonne vertébrale, mais aussi membres) ne donne aucun résultat. Par contre, aucune cellulite ne peut être définitivement « gommée » si une articulation est bloquée.

La majorité des femmes se plaignant de cellulite souffrent soit des vertèbres lombaires, soit des vertèbres cervicales et bien souvent d'autres articulations. Il serait illusoire d'entreprendre quelque traitement que ce soit sans les débloquer.

HYDROTHÉRAPIE

Les bains aux essences de plantes avec massages sous l'eau suivis de douches donnent des résultats spectaculaires et très rapides.

C'est le plus propice des traitements d'attaque ; par contre d'autres techniques sont nécessaires pour stabiliser les résultats.

SOPHROLOGIE

La Sophrologie, comme le magnétisme, permet de rééquilibrer le fonctionnement glandulaire et donc d'avoir une action en profondeur sur les causes de la cellulite.

C'est un traitement extraordinaire et sûr. Si les résultats du magnétisme sont fonction des qualités du magnétiseur, ceux de la sophrologie sont beaucoup moins variables. Les techniques de Sophrologie sont maintenant bien connues, il existe même des traitements enregistrés sur cassettes dont les résultats sont excellents.

Un tel traitement ne peut malheureusement pas se pratiquer à la maison car les réactions peuvent être violentes et il est indispensable qu'un praticien expérimenté soit présent.

Il s'agit, bien entendu, d'un traitement de longue haleine.

CATAPLASMES DE RECETTES PERSONNELLES

La plupart des praticiens libres ont des recettes de cataplasmes qu'ils gardent jalousement à qu'à aucun prix ils n'acceptent de révéler.

La base de ces cataplasmes est en général une de celles que nous vous avons révélées mais avec un petit quelque chose en plus !

Il faut bien reconnaître que, souvent, ce petit quelque chose permet d'avoir des résultats plus rapides, plus complets.

Malheureusement, aucun des praticiens interrogés n'a accepté de révéler ce petit secret !

Cholestérol

Depuis des années, les médecins faisaient la chasse au cholestérol. Dès que le taux fatidique des 2,60 grammes était dépassé, il fallait vite se mettre au régime et prendre des médicaments pour faire baisser le taux de cholestérol dans le sang.

On vous disait qu'un excès de cholestérol favorisant l'infarctus, l'artériosclérose et bien d'autres maladies aussi réjouissantes. Il n'était évidemment pas question de vous faire traiter par des moyens naturels, la maladie étant trop grave. Les remèdes naturels, comme chacun sait, ne sont que des placebos tout juste bons à soigner les maladies psycho-somatiques, c'est-à-dire toutes celles que le corps médical ne parvient pas à guérir.

Depuis peu, la politique de santé a changé et on a déclaré – ce que faisaient déjà un petit groupe d'illuminés – que le cholestérol n'était peut-être pas une si mauvaise chose, que c'était peut-être, dans certains cas, une défense nécessaire de l'organisme et qu'en faisant baisser la concentration de cholestérol dans le sang, on provoquait peut-être des désordres organiques plus graves.

De récentes études médicales, faites à l'hôpital donc sérieuses, ont prouvé qu'il y avait deux sortes de cholestérol, un bon et un mauvais. Pour savoir auquel on a affaire, il faut des analyses plus poussées afin de déterminer la structure moléculaire de ce cholestérol. Si ce sont de grosses molécules « H.D.L. », c'est le bon, on le laisse vivre sa vie. Si ce sont de petites molécules « V.D.L. », il faut le chasser. Enfin, en théorie, parce que d'autres chercheurs ne sont pas de cet avis et prétendent que les moyens d'analyse actuels ne sont pas encore suffisants pour le déterminer avec précision !

En attendant que cette querelle d'élite soit terminée, si vous avez un taux de cholestérol trop élevé, essayez donc ces fameux remèdes psychosomatiques, vous serez peut-être étonné du résultat.

RECETTES

1. ***Décoction de carthame***

Faire bouillir 20 g de graines de Carthame concassées dans un litre d'eau pendant 15 minutes.
Filtrer.
Conserver au frais.
Boire une tasse avant chaque repas.

Avis Michel Bontemps :

La recette est efficace mais a besoin d'être actualisée.

Tout d'abord, la décoction de graines de Carthame est très amère et difficile à avaler. Il faudrait l'aromatiser, par exemple, avec du fenouil et de l'anis. Ensuite, il est très difficile de trouver ces graines.

En fait, vous trouverez dans les maisons de régime des gélules d'huile de carthame, d'action baucoup plus rapide et qui ont l'énorme avantage de n'avoir aucun goût.

Il existe même des gélules composées d'un mélange d'huile de carthame et de léchitine de soja dont l'action est encore plus remarquable.

2. ***Cure de son***

Mélanger quotidiennement deux cuillères à soupe de son de blé à votre alimentation (yaourt, salade, soupe).

Avis Michel Bontemps :

Le son a fait une percée fulgurante sur le marché de la diététique depuis que le corps médical a officialisé son action sur la constipation.

Je suis persuadé que l'on reconnaîtra bientôt ses pouvoirs merveilleux en cas d'hypercholestérolémie. Dans certains cas, des cures de son de deux mois normalisent des excès de cholestérol rebelles à tout traitement. Il est d'ailleurs parfaitement possible de combiner les deux premières recettes : Léchitine de Soja + huile de Carthame et Son de blé.

3. ***Vin de poireaux***

Faire macérer 30 g de radicelles de poireaux (soigneusement lavées) dans un litre de vin blanc doux pendant dix jours.
Boire 1/2 verre avant le repas de midi.

Avis Michel Bontemps :

Je n'ai personnellement jamais conseillé cette macération en cas de cholestérol, je ne peux donc rien en dire. Elle me semble toutefois plus indiquée en cas d'excès d'urée où son action est réelle et rapide. Malheureusement, son goût est peu compatible avec une utilisation prolongée.

4. ***Cure d'ail et d'huiles végétales poly-insaturées***

Manger à midi une salade avec une gousse d'ail et assaisonnée à l'huile de pépins de raisin.
Manger le soir une salade avec une gousse d'ail et assaisonnée à l'huile de carthame (c'est une sorte de chardon), jusqu'à ce que le taux de cholestérol soit redevenu normal.

Avis Michel Bontemps :

C'est une excellente habitude que devraient prendre tous ceux dont le taux de cholestérol est trop élevé et la tension trop haute.

La cure d'ail a l'inconvénient de laisser une haleine... puissante ! Vous pouvez combattre cet inconvénient en mâchant après le repas du persil ou un grain de café.

Si vous n'avez pas le temps de suivre la cure d'ail de cette façon, vous pouvez vous procurer dans certaines pharmacies des globules d'huile essentielle d'ail *à 0,01 g et en prendre 4 à 6 par jour.*

Votre haleine présentera les mêmes symptômes mais le traitement est aussi efficace et plus facile à suivre.

MAGNÉTISME

Certains magnétiseurs parviennent à régulariser la cholestérolémie par les seules impositions de mains. Ceci est valable pour des sujets dont la résistance vitale est intacte et dont l'excès de cholestérol est récent.

Lorsque le dérèglement est ancien, il est toujours préférable d'adjoindre un traitement phytothérapique et diététique.

REBOUTEMENT

Le déblocage de certaines vertèbres (cervicales et dorsales principalement) est quelquefois indispensable pour stabiliser un taux de cholestérol capricieux.

Pensez-y si, en plus de votre hyper-cholestérolémie, vous souffrez de douleurs de la colonne vertébrale.

La circulation

Nous traitons ici la circulation artérielle, c'est-à-dire la circulation qui va du cœur vers les extrémités des membres (celle du sang qui a été purifié dans les poumons).

La circulation de retour, c'est-à-dire la circulation veineuse, est traitée dans le chapitre « Varices ».

Quels sont les symptômes d'une mauvaise circulation artérielle ?

- extrémités (mains et pieds) froides ;
- crampes musculaires ;
- fatigue à la marche et en faisant du sport ;
- peau marbrée ;
- fatigue générale anormale.

RECETTES

1. ***Miel au romarin***

Tous les matins au réveil, prendre une cuillère à café de miel de Romarin à laquelle on ajoute trois gouttes d'huile essentielle de Romarin.

Avis Michel Bontemps :

Non seulement cette cure stimulera cette circulation artérielle mais en plus vous mettra dans une forme extraordinaire.

Vous pouvez utiliser cette recette pendant les périodes d'examens en comptant 3 gouttes pour une cuillère à café de miel.

Pour stimuler la circulation artérielle, l'effet sera plus marqué si vous absorbez ce miel au Romarin en période de lune croissante. Vous pouvez, dans ce cas, suivre ce conseil pendant plusieurs mois d'affilée. Il n'est pas conseillé de consommer des essences de plantes quotidiennement pendant de trop longues périodes.

2. ***Cure de citron***

Pendant 5 semaines :
1re semaine : boire quotidiennement le jus de 3 citrons.
2e semaine : boire quotidiennement le jus de 7 citrons.
3e semaine : boire quotidiennement le jus de 7 citrons.
4e semaine : boire quotidiennement le jus de 5 citrons.
5e semaine : boire quotidiennement le jus de 3 citrons.

Avis Michel Bontemps :

Cette cure est à pratiquer de préférence au début du printemps et de l'automne.

Votre circulation s'améliorera et vous vous sentirez plus léger, plus dynamique.

Le jus de citron agit également comme dépuratif du sang et du foie. Cette cure est donc conseillée à tous ceux qui se sentent fatigués, lourds, « encrassés » par une alimentation trop riche.

Elle ne remplacera pas quatre heures de sport par semaine mais vous dérouillera quand même de façon appréciable.

3. ***Alcool d'ail***

Préparer la macération alcoolique suivante :
Dans un demi-litre d'eau-de-vie de cidre, mettre à macérer 400 g d'ail frais finement haché.
Laisser agir pendant 10 jours en agitant une fois par jour.
Après ces 10 jours de macération, filtrer. Conserver bien bouché.
Prendre 40 gouttes par jour de ce macérat dans un peu d'eau tiède.

Avis Michel Bontemps :

Comme pour toutes les recettes destinées à stimuler la circulation artérielle, il est préférable de les suivre en période de lune croissante. Ceci permet, en plus, comme pour le miel au Romarin, de continuer à l'année sans accoutumance de l'organisme ni irritation des organes digestifs.

4. ***Vin de gui***

Cueillir des feuilles de gui fraîches.
Les couper en très petits morceaux.
Mettre à macérer l'équivalent de quatre cuillères à soupe dans un litre de vin blanc doux de Bordeaux pendant une semaine en agitant plusieurs fois par jour.
Boire un verre à apéritif tous les matins.

Avis Michel Bontemps :

Le Gui est tout particulièrement recommandé aux malades souffrant d'hypertension et d'artériosclérose. Son action est sûre, régulière et durable.

Personnellement, je recommande toujours de supprimer l'alcool dans les cas d'hypertension, d'artériosclérose et de troubles circulatoires. Je ne saurai donc cautionner l'utilisation régulière et quotidienne de vin, fût-il médicamenteux !

L'inconvénient du gui est que la cuisson lui fait perdre ses principes. Il faut donc éviter de l'utiliser en tisane. Il nous reste la macération à froid, difficile à utiliser car il faut laisser macérer les feuilles de gui pendant toute une nuit et cela quotidiennement, ce qui n'est pas pratique, ou bien, ce que je préfère de loin, la poudre fine de feuilles qu'il suffit de mélanger à raison d'une cuillère à café par verre d'eau tiède. Pour une utilisation rationnelle, il faut boire un verre avant chaque repas (3 par jour), toujours en lune croissante.

Si vous avez des difficultés à vous procurer cette poudre en France, je vous signale qu'on en trouve facilement en Suisse.

5. ***Tisane***

Faire préparer le mélange suivant :

Absinthe	5 g
Séneçon	5 g
Camomille allemande	10 g
Menthe poivrée	10 g
Maïs	10 g
Ortie brûlante	10 g
Reine des prés	10 g
Millefeuille	10 g
Hysope	10 g
Prêle	10 g
Grande consoude	10 g
Armoise	10 g

Compter une cuillère à café du mélange pour une tasse d'eau bouillante. Laisser infuser 10 minutes. Boire trois tasses par jour (matin, midi et soir).

Avis Michel Bontemps :

Ce mélange, très complet, et bien dosé, semble tout particulièrement intéressant pour les femmes en période de ménopause.

Il rendra également de grands services en traitement adjuvant de régimes amaigrissants pour tous ceux, ou celles, qui souffrent de douleurs articulaires et, bien entendu, de troubles circulatoires.

6. ***Bain chaud au romarin***

Prendre, trois fois par semaine, un grand bain chaud complet avec deux cuillères à soupe de la péparation suivante :

Huile essentielle de Romarin	70 ml
Excipient végétal naturel q.s.p.	250 ml

Ce bain chaud sera suivi, obligatoirement, d'une douche froide des jambes de 3 minutes et d'un repos allongé d'une heure.

Avis Michel Bontemps :

Les effets de ce bain sont véritablement extraordinaires. Il n'y a pas de troubles artériels qui ne s'en trouvent améliorés. Par contre, il faut absolument le proscrire en cas d'hypertension et de troubles cardiaques.

Si vous ne disposez pas d'une grande baignoire, vous pouvez remplacer le bain complet par des bains de pieds et de mains simultanés. Vous comptez alors une cuillère à soupe du produit pour chaque récipient et même dans ce cas, il faut faire suivre le bain d'une douche ou d'un bain de pieds froid de 5 minutes.

7. ***La savonnette***

Toutes les nuits, avant de vous coucher, placer un morceau de savon de Marseille entre vos draps.

Avis Michel Bontemps :

Le guérisseur qui nous a transmis cette recette garantit l'efficacité à 99,9 %.

Bien des malades m'ont vanté l'efficacité du procédé, surtout en cas de jambes lourdes ou « énervées ».

Ce que je vous garantis, c'est l'innocuité totale de la méthode.

PHYTO-BALNÉOTHÉRAPIE

Il n'y a qu'à voir un patient, rouge comme une écrevisse des pieds à la tête, sortant d'un bain d'huiles essentielles de Romarin, pour comprendre que la réputation de la méthode n'est pas surfaite.

Un certain nombre d'essences de plantes ont une action vaso-dilatatrice et ont fait l'objet d'études et de thèses. Leur emploi est bien codifié. Ce n'est plus maintenant des « remèdes de bonnes femmes » mais bel et bien des traitements médicaux utilisés par de nombreux médecins. L'action combinée du bain et des huiles essentielles donne des résultats plus rapides qu'aucune autre thérapie.

SOPHROLOGIE

En apprenant à contrôler sa circulation et à faire affluer ou refluer le sang dans les différentes parties du corps, la sophrologie permet au patient d'améliorer lui-même sa circulation et de se guérir sans médications.

Constipation

Il n'y a pas lieu de décrire les symptômes de la constipation, que tout le monde connaît. Par contre, ce que beaucoup ignorent, ce sont les causes de cette affection qui touche d'après certaines statistiques plus de 70 % de femmes.

Il y a deux causes principales : manque de tonicité des muscles de la paroi abdominale, excès d'aliments carnés. Il est bien rare que la constipation ne soit pas améliorée après une petite gymnastique abdominale favorisant le brassage intestinal et un apport suffisant en légumes.

Il peut exister également un facteur psychique. Certaines personnes sont trop nerveuses, trop spasmées et n'arrivent pas à se décontracter suffisamment au moment d'aller à la selle. Il est indispensable, dans ce cas, que l'acte devienne un réflexe conditionné. Il faut s'astreindre à observer des horaires stricts et certaines habitudes tranquillisantes, choisir un moment calme dans la journée, prendre un verre d'eau plate, faire quatre ou cinq mouvements de flexion du buste, se composer un petit cérémonial bref et anodin mais qui répété créera le réflexe. Cela peut sembler puéril mais il n'y a qu'à se souvenir à quel point on peut être perturbé en voyage pour voir combien ces petites habitudes ont leur importance.

Maintenant, si gymnastique, salade et habitudes ne sont pas venues à bout de votre constipation, ne vous désolez pas, les adeptes de la médecine naturelle se sont penchés sur ce fléau et ils ont trouvé de nombreuses solutions. En voici quelques-unes :

RECETTES

1. ***Cure de son***

Tous les matins à jeun, prendre un verre d'eau de Volvic ou du Mont Roucou puis un yaourt à 40 % de matière grasse dans lequel sera délayée une cuillère à café de son de blé.
A midi, manger une salade assaisonnée à l'huile d'olive et saupoudrée avec une cuillère à café de son de blé.
Le soir, ne manger aucune viande ni charcuterie. Seulement une soupe de légumes très épaisse à laquelle vous ajouterez une cuillère à café de son de blé.

Avis Michel Bontemps :

Depuis peu, les médecins – grâce aux entretiens de Bichat – ont découvert le son de blé qu'ils recommandent pour lutter contre la constipation. Peut-être découvriront-ils les autres possibilités de ce produit merveilleux (§ Cholestérol).

La cure ci-dessus était déjà recommandée par le naturopathe qui nous l'a enseignée il y a vingt-cinq ans et au début du siècle par son père ! Elle faisait rire le monde médical à l'époque. Elle lui semble maintenant banale et classique ! Quoi qu'il en soit, banale ou risible, si vous êtes constipé, essayez-la et vous retrouverez le sourire.

2. ***Organothérapie - Lithothérapie***

Prendre, le matin à jeun, un jour sur deux, une ampoule de Grès Rose D8. Cette ampoule sera gardée deux minutes sous la langue avant d'être avalée. Prendre le soir au coucher, un jour sur deux, en alternance avec l'ampoule :
1 suppositoire Muqueuse du Colon 4 CH s'il s'agit d'une constipation atonique,
Muqueuse du Colon 9 CH s'il s'agit d'une constipation spasmodique.
Le traitement sera poursuivi 3 mois et renouvelé tous les ans si nécessaire.

Avis Michel Bontemps :

Il s'agit d'un traitement très intéressant.

Les poudres de pierre étaient utilisées depuis la plus haute antiquité pour soigner d'une façon empirique par les guérisseurs. Les médecins homéopathes ont repris et codifié la méthode mais nous manquons de recul pour juger de son pourcentage de réussite.

Pour les malades constipés mais souffrant de plus de crampes dans les jambes, je conseillerai de prendre un jour Grès rose D8 et le lendemain, en alternance, Lazulite D8 qui améliore le fonctionnement du foie.

3. ***Tisane douce***

Boire une tasse matin et soir du mélange suivant :

Racine de Rhubarbe	30 g
Semences de Fenouil	30 g
Saponaire	20 g
Réglisse	30 g
Feuilles de Frêne	30 g
Écorce de Bourdaine	20 g
Graines de Psyllium	30 g

Prendre 4 cuillères à soupe du mélange. Les mettre à tremper une heure (si possible) dans un litre d'eau froide. Porter doucement à ébullition. Ne pas laisser bouillir. Laisser infuser 10 minutes.

Avis Michel Bontemps :

Il s'agit là d'un purgatif doux, particulièrement intéressant puisqu'il stimule la digestion (fenouil) tout en reconstituant le mucus intestinal (psyllium).

Le psyllium, que l'on appelle communément l'Herbe aux Puces, à cause de ses graines qui ont la taille et la couleur des puces, est une plante tout particulièrement recommandée en cas de constipation. Vous pouvez même l'utiliser seule. Dans ce cas, il faut mettre à tremper toute la journée une cuillère à café de graines dans un grand verre d'eau et l'absorber le soir au coucher.

4. ***Tisane forte***

Boire une tasse matin et soir du mélange suivant :

Fleurs de Prunellier	30 g
Fruits de Séné	30 g
Réglisse	30 g
Pensée sauvage	30 g
Écorce de Bourdaine	30 g
Semences de Fenouil	30 g
Graines de Lin	30 g

Prendre 3 cuillères à soupe pour 1/2 litre d'eau froide. Laisser tremper si possible deux heures. Porter doucement à ébullition sans laisser bouillir. Laisser infuser 15 minutes.

Avis Michel Bontemps :

Formule classique qui a fait ses preuves. Il n'y a que peu de constipations qui puissent lui résister mais, attention, il ne faut pas en boire plus de 15 jours d'affilée, sinon vous risquez de vous irriter la muqueuse intestinale. Lorsque vous boirez cette tisane, je vous conseille vivement de prendre 10 cachets de super-levure par jour. Il est même possible que la levure seule soit suffisante !

5. ***Bain de siège froid***

Prendre, tous les soirs, avant de se coucher, un bain de siège froid. Pour ce bain, il suffit de s'asseoir dans une bassine d'eau à 12° pendant 3 minutes. Puis, s'allonger au chaud en buvant une tisane de réglisse (3 cuillères à soupe de réglisse coupée menue à faire bouillir 5 minutes dans 1/2 litre d'eau froide).

Avis Michel Bontemps :

Le bain de siège froid a des indications multiples mais la constipation est une des majeures. Puis, le soir au coucher, il aura de plus l'avantage de vous aider à mieux dormir !

6. ***Macération huileuse***

Remplir une bouteille à moitié de fleurs de Pêcher.
Ajouter 5 cuillères à soupe de graines de Bleuet.
Compléter avec de l'huile d'olive pressée à froid.
Faire macérer dix jours au soleil. Filtrer.
Boire une cuillère à soupe à jeun le matin.

Avis Michel Bontemps :

Ce remède est, sans aucun doute, efficace mais il n'est pas conseillé de consommer une macération de fleurs de pêcher plus de 5 à 6 jours d'affilée car elle peut irriter la muqueuse intestinale de certaines personnes sensibles. Il est donc préférable de se « tester » avant de l'utiliser régulièrement.

Par contre les hépatiques devraient se trouver améliorés.

7. ***Friction aux essences***

Se masser le ventre, matin et soir, en tournant dans le sens des aiguilles d'une montre avec la préparation suivante :

Huile essentielle de Térébenthine	6 g
Huile essentielle de Camomille romaine	3 g
Glycérine	2 g
Alcoolat de Romarin	250 ml

Avis Michel Bontemps :

Ce massage doit donner de très bons résultats. Son seul inconvénient : l'odeur de térébenthine que certains n'apprécieront pas. La térébenthine avec le romarin sont les deux seules essences de plantes ayant une action marquée sur la constipation. La camomille, quant à elle, stimule les fonctions hépatiques et digestives. Leur utilisation répétée doit avoir une action douce, non irritante mais cependant efficace.

8. ***Légumes frais***

Manger un bol, le soir au coucher, du mélange suivant :

Laitue fraîche
Céleri frais
Carottes crues
Chou-fleur cru

finement hachés, à parts égales et mélangés à un jus de tomates crues.

Avis Michel Bontemps :

C'est une excellente habitude qui est maintenant rendue possible grâce à l'utilisation du mixer. Il est certain que cette recette, très intéressante, était difficilement réalisable il y a vingt ans. Le célèbre praticien qui donne ce conseil préconise également le classique jus de pruneaux. Je pense qu'il est possible de compléter l'action de ces légumes frais par un verre de jus de pruneaux, le matin à jeun, en cas de constipation tenace.

PHYTOTHÉRAPIE

Un praticien phytothérapeute connaissant bien son métier et capable d'établir un diagnostic doit toujours avoir d'excellents résultats, sauf s'il existe une perturbation de la circulation de l'énergie – il faut alors adjoindre le *Magnétisme* – ou un blocage vertébral, auquel cas une *manipulation articulaire* est indispensable.

SOPHROLOGIE

Dans certains cas rebelles, elle permet, lorsque le sujet est en état de relaxation profonde, de le reconditionner à des habitudes régulières.

Pour certains malades, il ne s'agit pas de causes organiques mais d'un blocage psychique. Sans entreprendre une psychanalyse, on peut recréer un réflexe conditionné qui lui permettra de se libérer au moment voulu.

Dépression - Angoisse

Le syndrome dépressif, quelle que soit sa gravité, ne doit pas être pris à la légère et il est évident qu'un traitement symptomatique n'en viendra seul jamais à bout. Il faut absolument consulter un praticien sérieux qui devra, tout d'abord, découvrir les causes profondes de cet état dépressif avant de conduire un traitement.

Toutefois, nous avons vu des « anxieux-dépressifs », qu'aucun traitement n'avait pu améliorer, guérir miraculeusement avec un traitement simple de plantes. Si tel est votre cas, vous ne risquez rien à essayer.

RECETTES

1. *Infusion d'angélique*

Faire infuser 10 minutes 25 grammes de racine d'Angélique finement coupées dans un litre d'eau bouillante.
Boire trois tasses par jour après les repas.

Avis Michel Bontemps :

Une vieille guérisseuse a guéri de nombreux cas de dépression avec cette simple recette. Cette plante, que l'on recommande classiquement comme stimulante des fonctions digestives, a, en fait, une action baucoup plus complexe.

L'abbé Kneipp la recommandait pour toutes les affections chroniques des « voies digestives et des poumons ».

Quant au docteur Leclerc (le père de la Phytothérapie moderne), il affirmait qu'il s'agissait « d'un excellent remède de l'anorexie, surtout de cause psychique ». Ce qui nous fait penser que, dans les cas de dépression, l'assimilation diges-

tive et l'élimination des déchets au niveau des poumons jouent un rôle important.

La médecine moderne veut absolument séparer le soma (le corps) et la psyché (l'esprit). C'est une erreur fondamentale dont l'état dépressif est un des beaux exemples.

Il est certain qu'une dépression est souvent provoquée apparemment par un problème psychique mais ce problème n'intervient que comme détonateur sur un terrain déjà miné. Les conditions de vie actuelles, pollution, manque de sport (action sur l'élimination au niveau des poumons), mauvaise qualité de la nourriture et manque de temps pour manger (action sur l'assimilation alimentaire et la « production d'énergie ») sont en fait les véritables responsables de la recrudescence des dépressions.

L'usage abusif des tranquillisants, en encrassant l'organisme et en ralentissant encore davantage ses possibilités d'élimination et d'assimilation, ne fait qu'aggraver le processus.

Il est à signaler qu'il existe un produit à base de racine d'Angélique que l'on utilise en injection intra-musculaire et qui donne des résultats spectaculaires dans tous les cas de dépression. Ce produit n'a malheureusement pas de visa en France, il faut donc se le procurer à l'étranger.

2. ***Vinaigre de cidre***

Le matin, au réveil, boire une cuillère à café de vinaigre de cidre.
Sitôt après, se tremper les avant-bras (jusqu'à la moitié du biceps) dans de l'eau très froide.
Puis se frotter le buste avec un gant rugueux mouillé d'un mélange moitié eau, moitié vinaigre de cidre.

Avis Michel Bontemps :

Alors que la racine d'angélique est indiquée en cas de dépression accompagnée de fatigue et de manque d'appétit, ce traitement donne ses meilleurs résultats lorsque l'état dépressif est consécutif à un dérèglement endocrinien.

3. ***Tisane***

Boire, matin et soir, une tasse de la préparation suivante :

Coques d'amandes	25 g
Fleurs d'aubépine	35 g
Chardon bénit	25 g
Ortie blanche	30 g
Camomille romaine	15 g
Lortier corniculé	80 g
Romarin	20 g
Sauge	20 g

Jeter quatre cuillères à soupe du mélange dans un litre d'eau bouillante et laisser infuser 10 minutes.

Filtrer.

Conserver au frais. Réchauffer avant de boire.

Avis Michel Bontemps :

Il s'agit d'une tisane calmante, décontractante, particulièrement bien dosée, ce qui explique son action.

SYMPATHICOTHÉRAPIE

Elle donne des résultats non seulement spectaculairement rapides mais également durables. Son action directe sur le grand sympathique et sur l'hypophyse est irremplaçable.

Même après l'absorption prolongée de médications chimiques, la Sympathicothérapie agit rapidement et permet de diminuer, beaucoup plus vite qu'avec n'importe quel autre traitement, les doses de tranquillisants.

Son action est qualifiée de miraculeuse par bien des malades.

MAGNÉTISME

Le magnétisme est toujours efficace. Malheureusement, les premières séances sont tellement éprouvantes pour le praticien, surtout lorsqu'il s'agit de dépression ancienne, que certains magnétiseurs n'acceptent pas de les prendre en charge car ce serait au détriment de leurs autres malades.

La solution ne serait-elle pas de commencer par la sympathicothérapie et de continuer par le magnétisme ? C'est aux thérapeutes de répondre.

PHYTO-BALNÉOTHÉRAPIE

Des cures de Phyto-Balnéothérapie, en utilisant notamment des essences de Camomille, Sauge et Thym, permettent bien souvent de se détendre d'une façon rapide, durable et agréable.

SOPHROLOGIE ET SOPHRO-MAGNÉTISME

Un traitement complet et bien mené, en cas de dépression ancienne, consisterait à « débloquer » la situation de tension grâce à la Sympathicothérapie, rééquilibrer la circulation de l'énergie au niveau des plexus par le Magnétisme, apprendre au patient à se relaxer profondément en Sophrologie et à se maintenir lui-même en bon équilibre énergétique par la pratique quotidienne du Sophro-Magnétisme.

Certains préfèrent la solution de facilité des petites pilules abêtissantes. C'est leur problème !

Dermatose

On englobe sous le nom de dermatoses toutes les maladies de la peau, que ce soit l'eczéma, les dartres, le psoriasis, etc. Les adeptes de la Médecine naturelle estiment qu'il s'agit toujours d'une réaction de défense de l'organisme visant à éliminer les toxines dont il ne parvient pas à se débarrasser. Les organes d'élimination – les émonctoires – sont les poumons, les reins, les intestins et la peau.

Lorsque les trois premiers émonctoires sont bloqués ou sont déficients, il ne reste plus que la peau.

C'est, en fait, le signe d'un organisme vigoureux qui cherche à se défendre seul. Appliquer sur ces réactions de défense, les dermatoses, des produits ayant pour but de les faire « rentrer », c'est-à-dire d'annihiler cette ultime réaction est une hérésie. Cela se solde toujours par une autre maladie plus grave.

Si vous souffrez de maladies de peau à répétition, ne vous désolez donc pas. C'est que votre organisme est solide !

Il ne s'agit pas de rester les bras croisés. Toute dermatose est une sonnette d'alarme qui doit vous inciter à en rechercher les causes.

C'est, au contraire, quand les dermatoses cessent, sans traitement de fond, qu'il faut s'inquiéter. Vous pouvez être sûr que votre organisme a renoncé à se défendre et qu'une maladie plus grave est en train de couver.

Toutes les recettes que nous proposons ont pour but d'aider votre corps à éliminer. Vous pouvez les utiliser sans risque mais cela ne doit pas vous empêcher de vous demander pourquoi vous avez du mal à éliminer.

RECETTES

1. *Cure de baies de genièvre*

Pendant 10 jours, croquez 1 puis 2 puis 3 et jusqu'à 10 baies de genièvre. Les 10 jours suivants, redescendre progressivement de 10 à 1 baie par jour.
Cette cure doit durer 20 jours. Son efficacité est plus grande au début de l'automne et en utilisant des baies de genièvre fraîches. Il est possible, toutefois, de la suivre à n'importe quel moment de l'année en achetant des baies de genièvre séchées.

Avis Michel Bontemps :

La baie de genièvre est un puissant dépuratif. Elle agit, non seulement sur les reins mais également sur les intestins et les poumons.

Ce dépuratif, qui est actif au niveau de tous les émonctoires, se montre donc tout particulièrement intéressant en cas de dermatoses.

Pour en compléter l'action, vous pouvez boire une grande tasse par jour de décoction de bois ou d'aiguilles de genévrier qui est plus diurétique et vous fera éliminer davantage.

2. *Compresses de feuilles de bouleau*

Prendre deux bonnes poignées de feuilles de bouleau. Faire bouillir 10 minutes dans un litre d'eau. Filtrer. Appliquer en compresse sur les endroits à traiter.

Avis Michel Bontemps :

Le bouleau est un excellent draineur de toxines. L'effet des compresses de bouleau n'est pas rapide mais votre peau sera nettoyée et purifiée en profondeur.

C'est également un bon moyen pour calmer les démangeaisons ou les brûlures qu'occasionnent certaines dermatoses.

Dans le même ordre d'idée et selon vos possi-

bilités d'approvisionnement, vous pouvez utiliser le Géranium Robert : une poignée de la plante entière à bouillir 10 minutes dans un litre d'eau.

Tout spécialement efficace en cas de prurit et d'eczéma suintant.

3. ***Régime végétarien dissocié***

En cas de dermatose rebelle et récidivante, faire pendant 11 jours le régime suivant, de façon très stricte :
1er jour : carottes cuites à la vapeur
2e jour : chou vert cuit à la vapeur
3e jour : radis noir cru
4e jour : carottes râpées, crues, assaisonnées d'huile de soja
5e jour : artichaut cuit
6e jour : haricots verts frais, cuits
7e jour : carottes crues râpées
8e jour : salade crue (scarole, romaine, frisée)
9e jour : pommes de terre cuites à l'eau
10e jour : poireaux cuits à l'eau
11e jour : carottes cuites à la vapeur.
Tous ces légumes peuvent être mangés à volonté.

Avis Michel Bontemps :

Dans certains cas, il est nécessaire de renouveler la cure une fois. Le régime sera donc, dans ce cas, de 22 jours, ce qui est assez difficile, surtout pour les non-végétariens.

Il est préférable de jeûner pendant deux jours complets (boire seulement de l'eau) avant de commencer.

Les résultats sont à la mesure de l'effort demandé : impressionnants. Il est nécessaire d'ajouter que la seule et unique boisson tolérée pendant toute la cure est l'eau.

4. ***Huile de pâquerettes de printemps***

Remplir une bouteille à moitié de fleurs de pâquerettes de printemps.

Compléter avec de l'huile d'olive vierge.
Laisser macérer 15 jours sur une fenêtre, au soleil. Filtrer en pressant fortement les fleurs.
Appliquer sur les endroits à traiter à l'aide d'un coton. Couvrir d'une gaze. Conserver toute la nuit.

Avis Michel Bontemps :

Cette recette a bien des inconvénients : cueillir les fleurs, préparer, prévoir d'éventuelles dermatoses... Malgré tout, c'est une formule intéressante qui soulage également les brûlures.

5. ***Lotion + tisane***

Préparer une décoction de Bec de grue et d'Absinthe (30 g de chaque plante à jeter dans un litre d'eau bouillante et à laisser bouillir 10 minutes). Lotionner une fois par jour les zones à traiter.
Dans le même temps, boire trois tasses par jour de la tisane suivante :

Salsepareille (racine)	30 g
Carline (racine)	30 g
Chicorée (racine)	30 g
Pissenlit (racine)	30 g
Alchemille (feuilles)	40 g
Bourrache (feuilles)	40 g
Saponaire	40 g

Prendre une bonne poignée pour un litre d'eau froide. Porter doucement à ébullition. Laisser bouillir 3 minutes. Filtrer. Conserver au réfrigérateur. Boire froid.

Avis Michel Bontemps :

Les meilleurs résultats sont obtenus sur les dermatoses séchées (eczéma sec et dartres). Il faut prévoir une cure d'au moins 21 jours.

6. ***Macération de métaux***

Mettre à macérer pendant 24 heures un morceau de zinc et un morceau de cuivre dans un litre d'eau de pluie.

Boire cette eau métallisée à raison d'une tasse 4 fois par jour.

Avis Michel Bontemps :

Cette macération, peu classique, est conseillée avec juste raison dans les cas de psoriasis.

Je pense toujours qu'il est préférable d'avoir recours aux dilutions de métaux existant en pharmacie (oligo-éléments), dont les dosages sont précis et les conditions d'aseptie des préparations plus rigoureuses.

Toutefois, si vous ne pouvez pas vous en procurer en pharmacie, la recette reste valable et efficace.

7. ***Bain de vapeurs végétales***

Faire bouillir un mélange de feuilles de noyer et de feuilles de chêne dans de l'eau et exposer les parties atteintes à la vapeur qui se dégage.

Avis Michel Bontemps :

Ce bain de vapeur est conseillé en cas d'eczéma suintant. Bien qu'un peu périlleux d'emploi, c'est une recette que doivent essayer tous ceux qui sont désespérés par cette maladie difficile à guérir.

8. ***Tisane***

Racine de Guimauve	30 g
Camomille	15 g
Romarin	15 g
Feuilles de Cynaglosse	25 g

1 pincée du mélange pour une tasse d'eau bouillante. Laisser infuser 10 minutes et boire après les repas.

Avis Michel Bontemps :

C'est un très bon traitement adjuvant en cas de crises aiguës d'eczéma.

MAGNÉTISME

Le traitement des dermatoses rebelles est le fleuron des effets du magnétisme.

Là où tous les dermatologues ont échoué, certains magnétiseurs obtiennent des résultats tellement indéniables et probants qu'il faut être d'une mauvaise foi criarde pour ne pas considérer l'action du magnétisme autrement que comme effet placebo.

Beaucoup de praticiens utilisent parallèlement au magnétisme des incantations. Il est fort dommage qu'aucune étude sérieuse n'ait été entreprise sur les modifications de l'état de conscience qu'entraîne la répétition de ces prières car cela permettrait peut-être d'expliquer une partie du phénomène et, pourquoi pas, de mettre au point une méthode d'auto-guérison valable pour tous.

Quel drame pour les laboratoires pharmaceutiques !

Diabète

Lorsqu'on pose le diagnostic de diabète, il s'agit de diabète sucré qui est décelé par la présence de sucre dans les urines et le sang. Il s'agit très peu souvent de diabète rénal caractérisé par la présence de sucre uniquement dans les urines, principalement après les repas.

On estime que le taux de sucre dans le sang est normalement de 1 g-1,10 g maximum ; au-delà, c'est une tendance diabétique et un diabète vrai au-dessus de 2 g.

La cause du diabète est un hypo-fonctionnement pancréatique. Ce sont les îlots de Langerhans – glande sécrétrice interne du pancréas – qui ne sécrètent pas suffisamment.

Il s'ensuit un déséquilibre au niveau de l'assimilation alimentaire et des troubles qui peuvent être graves : soif intense, miction trop importante, fatigue, impuissance, frigidité, prurit, cataracte, complications cardiaques et nerveuses, etc.

Il s'agit d'une maladie grave qui, lorsque le taux de sucre dans le sang est trop élevé et d'une façon constante, rend nécessaire le traitement à l'insuline.

Par contre, pour un taux inférieur à 2 g, les traitements naturels simples donnent de très bons résultats, durables dans leur action.

Nous ne donnons pas ici de conseils alimentaires mais il est évident et absolument indispensable qu'une personne pré-diabétique suive un régime approprié. Aucune recette ne pourra l'aider sans cette condition.

RECETTES

1. ***Tisanes***

a)

Baies de genièvre	20 g
Eucalyptus	30 g
Géranium Robert	30 g
Cosses de haricots	40 g
Prêle	20 g
Bardane (racines)	20 g

Prélever 5 cuillères à soupe. Faire bouillir 7 minutes dans un litre d'eau. Laisser infuser 10 minutes. Filtrer. Ne pas sucrer.
Boire trois tasses par jour (une avant chaque repas).

b)

Géranium Robert	40 g
Feuilles de Myrtille	40 g
Feuilles de Galéga	40 g
Serpolet	30 g
Renouée	20 g
Sauge	15 g
Camomille	15 g

Prélever 4 cuillères à soupe. Faire bouillir 2 minutes dans un litre d'eau. Laisser infuser 15 minutes. Boire une tasse avant chaque repas, non sucrée.

Avis Michel Bontemps :

Ces deux formules de tisanes sont très intéressantes et ont chacune leur avantage.

Je pense qu'il serait judicieux de les prendre en alternance, une semaine l'une, une semaine l'autre.

2. ***Salade de lampsane***

Consommer midi et soir avant le repas une salade de feuilles de Lampsane ou (et) de feuilles de Chicorée sauvage, assaisonnée à l'huile d'olive extra-vierge (garantie 1re pression à froid) et au vinaigre de cidre.

Avis Michel Bontemps :

Le conseil est excellent et plus efficace qu'on ne pourrait s'y attendre. Malheureusement, ce n'est possible que dans les campagnes et encore aux seuls moments de l'année où poussent la Lampsane et la Chicorée.

La Lampsane est une plante très utile pour lutter contre le diabète. Aucune étude n'a encore été réalisée sur ses principes actifs et c'est fort dommage. Il s'agit d'une plante annuelle, à fleurs jaunes, de hauteur variable (40 cm à plus d'un mètre) dont les feuilles ont la propriété de s'ouvrir le matin et de se fermer le soir.

Quant à la Chicorée, tout le monde connaît ses petites fleurs d'un bleu vif que l'on rencontre un peu partout de juillet à septembre. Il faut préciser que si ses feuilles sont toujours aussi efficaces, il est préférable de les manger avant la floraison de la plante car après elles deviennent d'un goût difficilement supportable !

A noter que les endives, scarole et frisée sont des dérivés de chicorée sauvage mais de propriétés moins actives. Les diabétiques doivent, malgré tout, en consommer en quantité.

3. ***Essences de plantes***

Faire préparer en pharmacie le mélange suivant dans le même flacon :

Huile essentielle de Genévrier	5 ml
Huile essentielle de Géranium	5 ml
Huile essentielle d'Eucalyptus	5 ml

Avant chaque repas, verser quatre gouttes de ce mélange sur une cuillère à café de lait en poudre écrémé et non sucré.

Mélanger à un demi-verre d'eau.

Boire après avoir agité.

Avis Michel Bontemps :

Ces huiles essentielles ont la réputation depuis fort longtemps d'être hypoglycémiantes (c'est-à-dire de faire baisser le taux de sucre dans l'organisme).

Des études récentes ont d'ailleurs confirmé cette action.

Il est possible de combiner ce traitement avec les cures de tisanes a et b § 1. A mon avis, la meilleure méthode d'absorption d'huiles essentielles pour un diabétique est de les imprégner sur une silice colloïdale et de les conditionner en gélule. Demandez conseil à votre pharmacien.

MAGNÉTISME

Plusieurs thérapeutes nous ont affirmé que l'apparition du diabète était toujours consécutif à un choc psychique.

Il y a, bien entendu, une prédisposition souvent héréditaire mais le facteur de déclenchement est psychique.

Ceci explique peut-être que le diabète est toujours favorablement influencé par un traitement magnétique.

Pour les diabétiques dont le taux de glycémie est inférieur à 2 g, il s'agit souvent de rémission totale, sans le secours d'autre traitement. Pour ceux dont le taux est supérieur à 2 g, surtout lorsqu'ils sont traités par insuline, le magnétisme seul ne peut que permettre de baisser les doses de médicaments, ce qui est déjà fort intéressant.

SOPHRO-MAGNÉTISME

Un traitement anti-diabétique étant souvent long, il est intéressant de connaître son plexus originel et de pouvoir aider le travail du magnétiseur en le stimulant quotidiennement.

Surtout que lorsque le rééquilibre énergétique est terminé, lorsque le pancréas a retrouvé un fonctionnement normal, la faiblesse potentielle de cet « organe cible » persiste. Il est toujours prêt à recommencer ses fantaisies en cas de choc émotionnel, de fatigue ou d'état de stress important.

Il convient donc de veiller en permanence à ce que son équilibre énergétique soit parfait.

En Sophro-Magnétisme, il est en plus possible d'apprendre à stimuler directement le pancréas.

PHYTOTHÉRAPIE

Depuis longtemps, certaines plantes sont connues pour leur pouvoir hypoglycémiant : aigremoine, ansérine, benoîte, chiendent, pissenlit, fenugrec, haricot, galéga, myrtille, noyer, olivier, malt, raifort, renouée, marjolaine, par exemple.

Les travaux les plus modernes confirment ces observations empiriques et bien des médecins phytothérapeutes utilisent ces plantes avec succès.

Il serait dommage de se priver de ces médicaments précieux que la nature élabore pour vous depuis la nuit des temps.

Diarrhée

Ces conseils s'adressent surtout aux enfants. Il ne s'agit pas de stopper la diarrhée, qui est toujours une réaction d'élimination de l'organisme, sauf si elle dure trop longtemps mais surtout de limiter les douleurs et d'éviter l'irritation de la muqueuse intestinale.

Bien entendu, si la diarrhée se renouvelle plusieurs jours de suite, il n'est pas question d'appliquer ces recettes sans consulter un praticien.

RECETTES

1. ***Friction de carvi***

125 ml d'huile d'amandes douces
6 g d'huile essentielle de Carvi

Frictionner le ventre en tournant dans le sens contraire des aiguilles d'une montre.

Avis Michel Bontemps :

Je rappelle, comme à chaque fois que j'en ai l'occasion, que les huiles essentielles de plantes sont très efficaces en applications externes car elles pénètrent dans l'organisme. On pourrait donc envisager de traiter presque toutes les maladies par friction, bain, compresse, inhalations d'essences de plantes. Cette recette est donc très intéressante et moins nocive qu'une médication interne. Son action est très douce.

2. ***Lavement***

Faire un premier lavement d'eau légèrement salée (1 cuillère à soupe de gros sel pour 1/2 litre).

Après expulsion de ce lavement, faire un second lavement tiède avec une décoction d'écorce de chêne (30 g d'écorce pour 1/4 de litre d'eau. Faire bouillir 15 minutes et filtrer).
Ce lavement doit être conservé, si possible.

Avis Michel Bontemps :
L'eau de chêne est adoucissante, astringeante et cicatrisante. On lui prête même des propriétés antiseptiques. C'est donc la décoction idéale pour calmer l'inflammation des muqueuses.

PHYTOTHÉRAPIE

Un traitement de plantes bien étudié doit toujours apporter une solution à ceux qui souffrent d'entérite diarrhéique.

Beaucoup de praticiens associent à leur traitement des remèdes homéopathiques et des oligo-éléments. C'est sans aucun doute une maladie où les remèdes naturels sont aussi rapidement efficaces que les médicaments chimiques.

MAGNÉTISME

Dans certains cas, lorsque la maladie est liée à un facteur psychique : trop grande émotivité, tension nerveuse excessive, angoisse, le magnétisme apporte un soulagement là où toutes les thérapies ont échoué.

Il serait utile pour que l'effet soit durable de s'initier au Sophro-Magnétisme. Ceci notamment pour les personnes ayant la planète Mercure, dans le thème astral, en Vierge.

Entorse

L'entorse est l'élongation des ligaments d'une articulation mais sans déplacement articulaire ni arrachement ligamentaire. On peut lui donner également le nom de foulure. Lorsqu'il y a déplacement des surfaces articulaires, il s'agit d'une sub-luxation si l'articulation n'est que partiellement déboîtée et d'une luxation si elle l'est totalement.

Avis Michel Bontemps :
Avant d'essayer une recette quelle qu'elle soit, il faut savoir que la toute première chose à faire en cas d'entorse est d'appliquer dessus une poche de glace pendant deux heures *de façon à enrayer l'œdème (gonflement) et l'hématome (épanchement de sang). Vous éviterez ainsi bien des complications.*

RECETTES

1. ***Liqueur de camomille et de tanaisie***

Remplir aux 3/4 une bouteille de fleurs de Camomille et de Tanaisie à parts égales (on peut utiliser des plantes séchées mais les fleurs fraîches sont plus efficaces).
Compléter avec de l'eau-de-vie.
Frictionner deux à trois fois par jour en cas d'entorse et mettre une compresse imbibée pour la nuit.

Avis Michel Bontemps :
Cette recette offre l'avantage d'avoir en permanence un remède à portée de la main. Cette macération est également efficace en frictions

sur les douleurs articulaires qu'elle qu'en soit la cause (rhumatismes, élongation, coup, etc.).

Certains préconisent la même formule mais en remplaçant l'eau-de-vie par de l'huile d'olive, ce qui permet de pouvoir masser l'articulation plus en profondeur.

2. ***Cataplasme d'aigremoine***

Deux poignées d'Aigremoine (feuilles et fleurs).
Ajouter deux poignées de Son de blé.
Faire bouillir deux minutes avec un mélange moitié eau, moitié vin en remuant.
Appliquer chaud en cataplasme.

Avis Michel Bontemps :

Vous pouvez utiliser la plante séchée mais la plante fraîche a la réputation d'être plus active.

Si vous voulez la cueillir, ne vous trompez pas. Il s'agit de l'Aigremoine vraie, c'est-à-dire l'Aigrimonia Eupatoria et non pas l'Aigremoine sauvage, c'est-à-dire la Potentille ansérine, que l'on appelle également herbes à cochons !

3. ***Cataplasme de consoude officinale***

Emplir un bocal à large ouverture de racine de Consoude officinale finement coupée, sans tasser.
Verser dessus de l'huile d'olive.
Attendre deux ou trois jours. Presser la macération de façon à pouvoir ajouter un peu d'huile.
Fermer hermétiquement.
En cas d'entorse, faire un cataplasme sur l'articulation douloureuse avec cette macération.
Garder toute la nuit en entourant d'un linge.

Avis Michel Bontemps :

La Consoude est plus traditionnellement utilisée pour cicatriser les plaies rebelles (cataplasmes de racine fraîche râpée) où elle fait merveille. Cette utilisation de la Consoude est plus originale. On indique également cette recette pour lutter contre la goutte et activer la consolidation des fractures.

4. ***Cataplasme de feuilles de morelle***

Quatre poignées de feuilles de Morelle.
Les passer au mixer.
Ajouter 100 g de saindoux.
Faire fondre le saindoux dans une poêle. Jeter dedans les feuilles pulvérisées.
Mélanger. Appliquer très chaud sur l'articulation.

Avis Michel Bontemps :

Cette recette est connue sous des formes variées en médecine populaire. On conseille en général les feuilles de Douce-Amère, sœur de la Morelle, car celle-ci est inscrite au tableau C en pharmacie, donc délivrée uniquement sur ordonnance. C'est dommage car la toxicité de la Morelle est loin d'être reconnue (en Grèce, on consomme habituellement ses fruits, sans effet secondaire) et son action est beaucoup plus efficace.

De toutes façons, vous ne risquez rien en usage externe. Vous trouverez facilement de la Morelle noire si vous habitez à la campagne. Elle pousse dans les décombres. C'est une plante qui s'étale sur le sol, peu haute (60 cm maximum) et qui porte de fort belles baies noires ou rouges à l'automne.

Ce cataplasme est surtout efficace lorsque l'articulation est gonflée.

5. ***Friction au romarin***

Si l'entorse vient de se produire, frictionner vigoureusement avec des feuilles (et fleurs si possible) de Romarin frais.

Avis Michel Bontemps :

Cette solution n'est pas à la portée de tout citadin, par contre les habitants des régions méditerranéennes, où le Romarin pousse spontanément, doivent s'en souvenir. Ce sera bien souvent le seul médicament qu'ils auront sous la main.

REBOUTEMENT

La remise en place de l'articulation atteinte, suivie de massages spéciaux, secret de chaque manipulateur, doit toujours donner des résultats très rapides.

Sauf dans les cas graves de déchirements ligamentaires, cette manipulation précoce doit éviter l'immobilisation plâtrée de l'articulation.

Il est dommage que ces techniques ne soient pas enseignées et codifiées (sauf pour les articulations vertébrales), cela éviterait à bon nombre de skieurs de se retrouver plâtrés pour trois semaines sans aucune raison valable.

MAGNÉTISME

Certains magnétiseurs ont le don de calmer la douleur d'une entorse et de faire dégonfler une articulation lorsqu'il n'y a pas – bien sûr – de déplacement des surfaces articulaires.

On nous a même chuchoté des incantations magiques qui feraient rire si leur efficacité n'était aussi spectaculaire.

Fatigue

Fatigué ! Qui ne l'est pas !

Qui ne se plaint soit d'une fatigue chronique, soit de « coups de pompe » passagers. Il y a mille raisons à la fatigue.

De nos jours, les deux grandes causes sont enfantées par la vie moderne : état de stress permanent, état d'intoxication organique.

Dans le premier cas, une seule solution : apprendre à vous mettre en état de relaxation. Les méthodes sont nombreuses : yoga, training-autogène, sophrologie, méditation, etc.

Il est indispensable de savoir vous détendre si vous voulez rester en forme. Une contraction musculaire anormale et régulière engendre une fatigue chronique qu'aucune recette miracle n'améliorera.

Dans le second cas, une seule solution : vous désintoxiquer. Vous vous demandez pourquoi vous seriez intoxiqué ?

Tout simplement parce que vous respirez mal, que vous ne faites pas assez de sport, que vous mangez trop et mal, que l'air que vous respirez est pollué, que vos aliments sont pollués, enfin que pour mille raisons vos organes émonctoires (poumons, foie, reins, intestins) sont encrassés.

RECETTES

1. ***Huiles essentielles + gelée royale***

Prendre avant chaque repas une cuillère à café de miel à 4 % de gelée royale dans laquelle vous ajouterez une goutte de chacune des huiles essentielles de plantes suivantes :
Sauge, Romarin, Citron, Verveine, Anis vert.

Avis Michel Bontemps :

Ce traitement apparemment fort simple est en fait extrêmement complet.

D'une part, la gelée royale vous stimule (une concentration de 4 % est déjà très importante). Il n'y a plus à faire le panégyrique de la gelée royale, qui est de loin le meilleur stimulant reconstituant que l'on connaisse.

D'autre part, les huiles essentielles désintoxiquent en profondeur le foie, les intestins, la vésicule biliaire tout en stimulant l'assimilation alimentaire.

Je vous conseille de suivre ce traitement par cures de 21 jours en respectant une période de repos de 10 jours entre deux mois. L'absorption de la gelée royale en périodes trop prolongées risquerait d'être irritante. Tous les « fatigués intoxiqués » seront en pleine forme après cette cure.

2. ***Gelée royale cuivre-argent-magnésium-or***

Prendre tous les matins à jeun :
Une ampoule d'oligo-éléments cuivre-or-argent. Garder le contenu de l'ampoule deux minutes, sous la langue, avant de l'avaler.
Tout de suite après, boire un verre de solution de chlorure de magnésium.
Préparation de la solution : un sachet de 20 g de Chlorure de Magnésium à dissoudre dans un litre d'eau.
Avant les repas de midi et du soir :
prendre une cuillère à café de miel à la gelée royale.

Avis Michel Bontemps :

Ce traitement, conseillé par un naturopathe connu, est très intéressant pour les « fatigués nerveux ». Le Magnésium déspasme, décontracte et facilite les échanges organiques, les oligo-éléments et la gelée royale stimulent puissamment (c'est le traitement « coup de poing » mais qui n'améliorera que passagèrement les intoxiqués).

3. ***Tisane et teinture de plantes***

Faire préparer le mélange suivant :

Fenugrec	20 g
Citronnelle	30 g
Centaurée	20 g
Racine de Gentiane	15 g
Écorce de Bourdaine	10 g
Chardon bénit	15 g
Épine-vinette	20 g
Chicorée sauvage	20 g
Feuilles de Combret	20 g
Feuilles d'Artichaut	20 g

Comptez cinq cuillères à soupe de tisane pour un litre d'eau. Portez doucement à ébullition. Ne pas laisser bouillir mais infuser 10 minutes. Boire 3 tasses par jour auxquelles vous ajouterez 30 gouttes de teinture de Fumeterre.

Avis Michel Bontemps :

Cette tisane est très bien composée et convient à tous. Le mélange entre les plantes stimulantes (Fenugrec, Citronnelle, Centaurée, Gentiane) et les plantes désintoxicantes (Bourdaine, Épine-vinette, Chicorée, Combret, Artichaut, Chardon bénit) est parfaitement équilibré. Tous les organes sont stimulés : foie, pancréas, rate, intestins, vésicule.

De plus, l'adjonction de teinture de Fumeterre permet d'améliorer fortement l'élimination des toxines. Le Fumeterre agit comme dépuratif du sang et stimulant de la vésicule biliaire et du système digestif en général. Elle contient du potassium, du sodium et du calcium qui agissent comme catalyseurs des échanges, chimiques de l'organisme.

4. ***Tisane stimulante***

Boire quatre tasses par jour de la tisane suivante :

Romarin	30 g
Thym	30 g
Sauge	30 g

Menthe 30 g
Origan 30 g

Préparer en mettant à infuser deux cuillères à café du mélange dans une tasse d'eau bouillante.

Avis Michel Bontemps :

Bonne formule classique qui a l'avantage de stimuler l'ensemble de l'organisme : circulation, digestion, système endocrinien, élimination. En plus, son goût est très agréable, ce qui est loin d'être inintéressant lorsqu'on en boit quatre tasses par jour.

5. ***Eau de fer***

Laisser macérer, toute une nuit, une poignée de clous neufs dans un litre d'eau. Boire cette eau filtrée à raison d'un verre toutes les trois heures.

Avis Michel Bontemps :

Remarquable recette qui, hélas, a vieilli ! D'une part, les clous ne sont pas tous de fer car ce n'est pas précisé mais c'est indispensable. Des clous en inox n'auraient pas le même effet ! Il faut ajouter, si vous utilisez cette recette, qu'il est indispensable de bien nettoyer les clous avant de vous en servir.

Pour plus de facilité, sachez que cette « eau de fer » existe toute prête en pharmacie sous forme de micro-lavement (Diénol) et que la prise d'un seul de ces lavements en cas de fatigue ou d'état fiévreux vous stimulera plus que n'importe quel remontant chimique.

6. ***Cure végétarienne***

Pendant 15 jours, mangez exclusivement les aliments suivants :

Céréales complètes : blé, riz, sarrazin, orge, millet.

Betterave, carotte, chou, céleri, lentilles, navet, oignon, poireau, tomate.

Amandes, abricot, banane, châtaigne, citron, datte, olive, orange, pêche, pomme, raisin.

Ne boire que de l'eau minérale.

Avis Michel Bontemps :

Vous serez peut-être un peu plus fatigué les quatre ou cinq premiers jours mais, après quinze jours, vous vous sentirez tellement plus en forme que vous aurez envie de continuer la cure. Rien, d'ailleurs, ne vous en empêche !

Pour consommer les céréales complètes, il est indispensable d'acheter un livre de recettes céréaliennes en maison de régime, sinon vous serez vite lassé !

SOPHRO-MAGNÉTISME

C'est, sans aucun doute, le moyen le plus efficace de combattre un état de fatigue, qu'il soit chronique ou passager.

Lorsqu'on parvient à ressentir tous ses plexus emplis d'énergie et de chaleur irradiante, il est impossible de se sentir fatigué.

Voilà donc une technique à apprendre de toute urgence pour tous ceux qui éprouvent régulièrement ces fameux « coups de pompe », symptôme de plus en plus fréquent à notre époque de stress permanent.

PHYTO-BALNÉOTHÉRAPIE

Quand on a fait une petite cure de bains au Romarin, on ne peut plus nier l'effet dynamisant de la Phyto-Balnéothérapie.

Attention ! Il est nécessaire que les cures soient suivies par un praticien chevronné car un bain au Romarin sur une fatigue nerveuse ne ferait qu'énerver et déprimer le patient. De même qu'un bain Marjolaine-Verveine après une journée de réunions d'affaires n'apporterait aucun soulagement alors que le même bain « gomme » littéralement les fatigues consécutives à des efforts sportifs.

Les huiles essentielles doivent être choisies avec discernement et, dans ce cas, l'effet est immédiat.

Une cure de dix jours dans un centre spécialisé vous remet sur pieds pour l'année.

Ganglions au cou

Le fait d'avoir des ganglions gonflés au niveau du cou révèle toujours une inflammation que l'organisme a du mal à maîtriser. Il faut donc consulter au plus vite votre médecin afin d'en déterminer la cause.

Toutefois, dans certains cas, ces ganglions apparaissent régulièrement sans raison apparente. Il faut donc se tourner alors vers les recettes empiriques qui agissent comme ces ganglions apparaissent... sans raison apparente.

RECETTE

Introduire dans le lobe de l'oreille un tout petit morceau de bois de Garou bien effilé.
Après quelques jours, il se produit une exsudation sérieuse, le bois est rejeté et les ganglions disparaissent.

Avis Michel Bontemps :

Je ne peux vous donner d'indications sur cette technique, ne l'ayant jamais vue pratiquée.

Je peux juste vous dire que Garou est le nom populaire du Daphné Gnidium et qu'il s'agit d'un petit arbuste très connu dans les maquis méditerranéens.

PHYTOPLASMES

Les applications de phytoplasmes, en utilisant des essences de plantes sélectionnées pour chaque cas particulier par le praticien, donneront toujours de très bons résultats.

MAGNÉTISME

Le magnétisme est toujours efficace mais il doit être utilisé après que le diagnostic des causes ait été établi de façon précise.

Faire régresser la défense ganglionnaire sans en soigner la cause ne ferait qu'aggraver l'état du malade.

Hémorroïdes

La maladie hémorroïdaire est favorisée par trois facteurs : mauvaise circulation veineuse, nervosité excessive, mauvais fonctionnement du foie. Si vous ne parvenez pas à traiter ces trois problèmes en même temps, il est fort probable que le soulagement, quel que soit le remède choisi, ne soit que de courte durée. Encore est-il préférable d'avoir recours à un cataplasme inoffensif et efficace plus qu'à l'hémorroïdectomie (ablation des hémorroïdes), opération extrêmement douloureuse et dont l'action n'est pas forcément plus durable.

RECETTES

1. ***Bain froid local***

Se baigner les parties douloureuses dans un bain d'eau froide (12° environ) pendant 3 à 4 minutes.

Avis Michel Bontemps :

Trop simple ?

C'est tellement simple qu'on ne pense que très rarement à utiliser cette méthode de première urgence remarquablement efficace pour soulager.

Si vous avez des hémorroïdes, prenez l'habitude de pratiquer ce bain tous les soirs avant de vous coucher. Vous serez surpris du résultat. Non seulement, vos crises hémorroïdaires s'espaceront mais vous serez beaucoup plus calme et votre sommeil sera nettement meilleur.

2. ***Cataplasme de bouillon blanc***

Faire bouillir des feuilles de Bouillon blanc dans du lait (les feuilles fraîches sont plus efficaces).
Passer le lait.
Appliquer les feuilles bouillies directement sur les hémorroïdes.

Avis Michel Bontemps :
Le soulagement est presque toujours immédiat. Le bouillon blanc était déjà recommandé dans les plus vieux livres de médecine existants. On peut également l'utiliser en macération huileuse :
1/2 bouteille d'huile d'olive.
Compléter avec des feuilles de Bouillon blanc.
Laisser au soleil jusqu'à obtenir une bouillie.
Appliquer localement.
Cette solution permet d'avoir le cataplasme préparé à l'avance. On n'a pas toujours du Bouillon blanc sous la main !

On peut, avec autant de succès, l'utiliser en fumigations :
1 litre de lait
20 g de Bouillon blanc
20 g de Mauve
20 g de Pariétaire.
Faire bouillir 10 minutes et... s'asseoir sur le récipient ! N'oubliez tout de même pas de le transvaser auparavant, vous risqueriez de vous brûler !

3. ***Infusion de millefeuille***

20 g de Millefeuille (sommités de préférence aux feuilles).
Jetez-les dans un litre d'eau bouillante.
Boire dans la journée, en cas de douleurs, un litre de cette préparation.

Avis Michel Bontemps :

La Millefeuille est la plante hémorroïdaire type, plus efficace que le populaire Marron d'Inde.

La Millefeuille est encore plus indiquée pour les hémorroïdes externes.

On peut l'appliquer en compresses locales :
60 g de feuilles pour un litre d'eau.
Bouillir 5 minutes. Infuser 10 minutes.
Filtrer et appliquer localement une compresse bien mouillée.

4. ***Infusion***

Faire préparer le mélange suivant :

Feuilles d'Hamamélis	8 g
Marron d'Inde	14 g
Bourdaine	15 g
Menthe	5 g
Mélisse	6 g
Hysope	4 g
Réglisse	8 g

Laisser infuser 10 minutes une cuillère à café pour une tasse d'eau bouillante. Boire 3 tasses par jour après les repas.

Avis Michel Bontemps :

Cette tisane est agréable à boire (ce n'est pas toujours le cas) mais, en plus, elle a l'avantage d'agir non seulement sur la circulation (Hamamélis et Marron d'Inde) mais également sur la digestion et le transit intestinal (Menthe, Mélisse, Bourdaine). Les deux maux étant souvent intimement liés, cette préparation mérite une attention particulière.

5. ***Cataplasme de pommes de terre***

Appliquer, trois fois par jour, jusqu'à cessation de la douleur, un cataplasme de pommes de terre râpées.

Avis Michel Bontemps :

Ceci n'est valable que pour les hémorroïdes externes. Le soulagement rapide et la facilité de préparation de ce cataplasme en font un véritable remède familial.

6. ***Pommade au zinc***

Pratiquer un massage local, deux fois par jour, avec ce baume :

Oxyde de Zinc	0,20 g
Huile d'amandes douces	20 g
Ceret blanc	20 g
Baume du Pérou	20 gouttes

Avis Michel Bontemps :

Cette pommade est d'action sûre et calmera les douleurs hémorroïdaires dans tous les cas. Il faut toutefois éviter de l'employer en permanence car l'oxyde de zinc finirait par être irritant.

AURICULOTHÉRAPIE

On peut associer à l'auriculothérapie – terme qui revient de plein droit à son inventeur, le docteur Nogier – cette cautérisation d'un point précis du pavillon externe de l'oreille qui arrête net et d'une façon souvent durable les crises d'hémorroïdes.

La méthode est très intéressante car d'effet immédiat et très rapide dans son application.

En règle générale, une seule séance est nécessaire pour soulager.

Les médecins auriculothérapeutes utilisent d'ailleurs un point similaire qu'ils stimulent soit à l'aide d'une aiguille d'or soit à l'aide d'un stimulateur électrique.

MAGNÉTISME

Nous avons rencontré des malades qui devaient subir une hémorroïdectomie, le rendez-vous était pris avec la clinique, et qui ont été soulagés totalement de leur crise hémorroïdaire par une séance de magnétisme.

Nous avons recueilli, entre autres, le témoignage d'un patient traité par le célèbre guérisseur de Saint-Savin, il y a maintenant vingt ans. Ce malade souffrait depuis plusieurs années d'hémorroïdes et son médecin avait fini par le décider à se faire opérer. Une seule séance chez le guérisseur de Saint-Savin l'a guéri, on peut espérer définitivement, puisqu'il ne souffre plus depuis vingt ans.

Si vous connaissez quelqu'un qui a subi l'ablation des hémorroïdes, demandez-lui ce qu'il en pense. La réponse vous donnera sûrement envie d'essayer le magnétisme.

Hypertension

L'hypertension se soigne parfaitement bien par les moyens naturels. Il existe une quantité de recettes pour faire baisser la tension artérielle, toutes très valables ; nous avons été obligés de faire un choix de toute évidence arbitraire.

Ce qui est important à connaître, ce sont les symptômes qui trahissent l'hypertension : douleurs à la base de la nuque, troubles oculaires (« mouches volantes »), sensation d'oppression cardiaque, angoisses, essoufflement, palpitation, bourdonnements d'oreilles, irritabilité, extrémités froides, crampes aux mollets, mictions nocturnes trop fréquentes et importantes.

RECETTES

1. ***Cure de raisin***

Pendant dix jours, ne manger que du raisin (la quantité quotidienne n'est pas limitée). L'eau est la seule boisson autorisée pendant la cure.

Avis Michel Bontemps :

C'est un excellent conseil que devraient suivre, non seulement tous les hypertendus mais également les rhumatisants, les constipés et les obèses. La cure de raisin purifie le sang en drainant les toxines. Elle est un peu difficile à suivre pour ceux qui ne sont pas habitués au jeûnes et aux régimes mais c'est précisément ceux-là qui en retireront le plus de profit.

Après une période de drainage des toxines, il est toujours recommandé de boire pendant une dizaine de jours une tisane diurétique afin de mieux éliminer les toxines drainées. Vous pour-

riez donc, après les dix jours, prendre deux tasses par jour du mélange suivant :

Verge d'or	30 g
Feuilles de Cassis	30 g
Feuilles de Frêne	30 g
Prêle	30 g
Sommités de Genêt	30 g
Baies de Genièvre	30 g
Salsepareille	30 g
Verveine officinale	30 g
Queues de Cerise	30 g
Romarin	30 g

Faire tremper 5 cuillères à soupe du mélange dans un litre d'eau froide pendant deux heures (si possible). Porter doucement à ébullition sans laisser bouillir, laisser infuser 10 minutes. Filtrer. Conserver au frais.

Il est préférable mais pas nécessaire de réchauffer avant de boire.

2. ***Cataplasmes d'argile***

Préparer une pâte épaisse avec de l'argile verte concassée et de l'eau froide. Étaler sur deux centimètres d'épaisseur sur un linge de coton blanc. Appliquer un cataplasme sur la nuque, un autre cataplasme sur les reins. Arrêter l'application lorsque l'argile est sèche.

Avis Michel Bontemps :

Pas très pratique, trop connu, long à préparer, on peut faire beaucoup de reproches à ce procédé. Les amateurs de la pilule miracle qui fait baisser de suite la tension mais qu'il faut prendre ad vitam eternam continueront à s'intoxiquer par goût de la facilité. Ceux qui auront le courage d'appliquer quotidiennement ce cataplasme n'auront plus jamais envie ni besoin d'avoir recours aux médications chimiques.

L'argile a une action non seulement rapide mais durable.

Je ne vous conseille pas de combiner les cataplasmes d'argile avec la cure de raisin. L'effet serait trop violent. Non seulement vous seriez très fatigué mais le drainage des toxines étant trop brutal, vous risqueriez de voir apparaître des plaques d'eczéma aux endroits du cataplasme.

3. ***Bains de pieds à la vigne rouge à température croissante***

Mettre deux grosses poignées de feuilles de Vigne rouge à bouillir dans trois litres d'eau.
Ajouter de l'eau froide pour que la température soit à peine tiède.
Tremper les pieds dedans jusqu'au-dessus de la cheville.
Ajouter très doucement de l'eau chaude de façon que la température atteigne 42° en 15 minutes (approximativement).

Avis Michel Bontemps :

Cette recette, contrairement à ce que vous pourriez croire, est à utiliser en cas d'urgence c'est-à-dire lorsqu'il y a une poussée de tension. L'action est très rapide.

Si vous n'avez pas de vigne rouge à portée de la main, ne vous tracassez pas. L'efficacité est pratiquement la même mais l'action moins durable dans le temps.

Pour les hypertendus chroniques, il est possible de faire des douches de pieds à température croissante. Il suffit après votre douche quotidienne, matin et soir, de faire une douche froide des pieds et des mollets puis de monter progressivement la température jusqu'à la limite du supportable mais en ne douchant que les pieds. J'ai vu personnellement des malades se guérir complètement de l'hypertension par ce procédé.

4. ***Suppositoire d'ail***

Une fois par semaine, mettre en suppositoire une gousse d'ail et la garder toute la nuit.

Avis Michel Bontemps :

Conseillée par plusieurs vieux guérisseurs, cette recette est très ancienne et a fait ses preuves. Malheureusement, elle présente quelques inconvénients, c'est pourquoi je vous conseillerai d'autres recettes à base d'ail si celle-ci ne vous tente pas :

10 gousses d'ail à macérer 9 jours dans 1/2 litre de vin blanc.

Boire un verre à liqueur le matin à jeun.

Ail des ours (ail sauvage).

Manger tous les jours une salade à laquelle on ajoute une grande quantité de feuilles d'ail des ours.

L'ail des ours ne pousse qu'au mois de mai. Il est possible de prendre des feuilles séchées afin de les mélanger, coupées finement, à la salade toute l'année.

Hacher très fin 250 g d'ail.

Mettre à macérer dans 1/2 litre d'eau-de-vie. Laisser 10 jours.

Filtrer et conserver en petits flacons bien bouchés.

Boire 40 gouttes, trois fois par jour, dans un verre d'eau.

A faire préparer en pharmacie :

Huile essentielle d'ail 0,02 g

Silice colloïdale q.s.p. une gélule à 0,50 g

Absorber une gélule par jour au cours d'un repas.

D'après les études récentes, cette dose de 2 centièmes de gramme d'essence d'ail par jour serait suffisante pour éviter l'infarctus. Malheureusement, cette solution présente un gros inconvénient : après dix jours de ce traitement, vous verrez les gens sortir discrètement de toutes les pièces où vous entrez ! L'essence d'ail a une odeur et un pouvoir de diffusion tellement puissants que vous exhalerez l'odeur d'ail par tous les pores de la peau. La recette peut par contre sembler intéressante à tous les misanthropes hypertendus qui prennent le métro aux heures de pointe, ils seront certains de ne pas être bousculés !

Pour terminer, il est bon de préciser que l'odeur d'ail au niveau de la bouche est effacée par le persil. Il suffit donc de mâcher quelques brins de persil après une salade à l'ail pour en faire disparaître l'odeur.

Il existe d'ailleurs en maisons de régime des gélules ail + persil très efficaces et d'odeur pratiquement nulle.

5. ***Tisane***

Faire préparer le mélange suivant :

Feuilles de Gui	50 g
Feuilles d'Olivier	30 g
Fleurs d'Aubépine	30 g
Grateron	30 g
Grand Plantain	30 g
Pensée sauvage	10 g
Pervenche	10 g
Verveine officinale	20 g

Deux cuillères à café à infuser 10 minutes dans une tasse d'eau bouillante. Boire une tasse matin et soir.

Avis Michel Bontemps :

Bien dosée, cette préparation est très intéressante. Malheureusement, la chaleur fait perdre une partie de ses propriétés au gui, qui est la pièce maîtresse du mélange.

Je vous conseille de ne pas utiliser d'eau bouillante mais seulement chaude et de laisser infuser 20 minutes. Moyennant quoi, je suis persuadé que toutes les hypertensions se trouveront améliorées par cette tisane.

SYMPATHICOTHÉRAPIE

C'est le traitement d'attaque de choix : une seule séance normalise la tension.

Il faut toutefois que le résultat des séances soit stabilisé par un traitement approprié : magnétisme, phytothérapie, sophrologie, selon l'origine de la maladie.

MAGNÉTISME

Si le magnétisme a souvent du mal à faire chuter une hypertension, c'est par contre le meilleur moyen de la maintenir en équilibre et de la faire baisser petit à petit lorsqu'on a « débloqué » la situation.

PHYTOTHÉRAPIE

Un traitement phytothérapique bien conduit donne toujours des résultats non seulement durables mais très rapides, contrairement à cette légende qui veut que les remèdes naturels soient plus longs à agir que les médicaments chimiques.

Pour que l'action soit rapide, il suffit – comme pour tout traitement – que le diagnostic soit bien posé.

Pour cela, l'astrologie médicale est un auxiliaire précieux sinon indispensable.

Impuissance

L'impuissance a deux causes :
soit une fatigue organique ;
soit un déséquilibre du système sympathique.

Dans l'un et l'autre des cas, il est indispensable de consulter un praticien.

En effet, l'impuissance ne doit pas être considérée comme une maladie mais comme un symptôme révélant un déséquilibre de l'état de santé. C'est pour cela qu'il n'y a pas de remède spécifique de l'impuissance et qu'il faudra dans tous les cas un traitement sérieux.

Les recettes que nous vous indiquons ne sont valables que pour une impuissance occasionnelle révélant un état de fatigue passager.

RECETTES

1. ***Vinaigre de cidre***

Prendre, tous les matins à jeun, une cuillère à café de vinaigre de cidre naturel dans un demi-verre d'eau tiède.

Avis Michel Bontemps :

Cette recette n'est pas dépourvue de fondement. Dans certains cas de fatigue, il s'agit d'une carence en fer par manque d'acidité dans l'estomac. Le vinaigre de cidre est bien souvent le remède miracle des états de fatigue.

2. ***Miel à gelée royale et à l'essence de sarriette***

Prendre, le matin à jeun et le soir au coucher, une cuillère à café de miel à la gelée royale dans lequel on mélange quatre gouttes d'huile essentielle de Sarriette.

Avis Michel Bontemps :

Il faut choisir du miel de Romarin à 4 % de gelée royale (pas moins) et de l'huile essentielle de Sarriette dont la pureté sera garantie par une chromatographie en phase gazeuse (votre pharmacien doit être au courant). La dose de 4 gouttes est assez élevée et une essence qui ne serait pas pure pourrait vous irriter les muqueuses, de plus elle ne serait pas efficace.

3. ***Un stimulant***

Racine de Berce	10 g
Feuilles de Berce	10 g
Sauge	15 g
Romarin	10 g
Clous de Girofle	10 g
Gousse de Vanille	1
Vin rouge vieux	1 l

Laisser macérer 10 jours en agitant plusieurs fois par jour. Boire un verre à apéritif avant chaque repas.

Avis Michel Bontemps :

Il n'est pas interdit de combiner les trois recettes proposées car elles sont tout à fait compatibles. Le résultat n'en sera que plus probant.

SYMPATHICOTHÉRAPIE

Un médecin adepte de la méthode nous a déclaré que dans 80 % des cas d'impuissance, la sympathicothérapie donnait des résultats probants en 7 à 8 séances.

Sont exclus de ces statistiques les cas d'impuissance graves dont la cause est connue : diabète par exemple.

Si vous souffrez d'un manque d'érection, que l'affection soit récente ou ancienne, vous devez donc, avant toute autre méthode de soins, essayer celle-ci.

Les résultats sont moins intéressants pour les patients, fort nombreux, qui se plaignent d'éjaculation précoce.

MAGNÉTISME

Le magnétisme donne également des résultats intéressants mais ils sont facteur de la cause de l'impuissance et de la personnalité du magnétiseur. Certains ont de très bons résultats, d'autres avouent ne jamais en obtenir.

C'est au praticien de déterminer s'il est souhaitable ou non d'entreprendre un traitement en fonction de ses possibilités et de vos symptômes.

REBOUTEMENT

Là encore, nous avons vu des résultats stupéfiants, tel ce malade, impuissant total depuis deux ans, qui songeait à se suicider car cette infirmité l'empêchait de refaire sa vie, à cinquante ans, avec une femme plus jeune dont il était amoureux. Une seule manipulation des vertèbres lombaires lui a rendu, instantanément, sa virilité !

Bien entendu, ce n'est pas toujours aussi radical, malheureusement !

Dans bien des cas, plusieurs praticiens nous l'ont confirmé, on retrouve parmi les causes de l'impuissance un blocage articulaire. Souvent au niveau des vertèbres lombaires, ce qui semble logique car c'est à ce niveau que partent les nerfs qui innervent les organes génitaux. Quelquefois, c'est une autre articulation qui est en cause (genou ou cheville par exemple). Ceci doit pouvoir s'expliquer par les lois de la circulation de l'énergie que professent les acupuncteurs.

Insomnie

L'insomnie permanente et totale n'existe pas puisque le manque de sommeil entraîne la mort en quelques jours.

Par contre, il existe des insomnies presque totales entraînant de graves désordres psychiques et organiques. Une telle maladie demande, pour en connaître les causes, des examens de laboratoire très complexes réalisés en milieu hospitalier. Cette forme d'insomnie est du ressort de la médecine allopathique, voire de la chirurgie.

Ce que l'on nomme habituellement « insomnie » n'est en fait qu'une mauvaise qualité de sommeil et il est regrettable que tant de gens se droguent pour mieux dormir. En fait, le remède est pire que le mal et ce sont ces remèdes qui provoquent de graves désordres psychiques et organiques.

La médecine naturelle recèle, pour vous aider à améliorer la qualité de votre sommeil, des quantités de recettes efficaces.

Nous ne ferons qu'en citer quelques-unes.

RECETTES

1. ***Carré de soie***

Placer, tous les soirs, sous votre oreiller, un carré de soie naturelle violette de 21 cm de côté.

Avis Michel Bontemps :

Mes connaissances en ésotérisme ne me permettent pas de vous dire pourquoi ce petit carré de soie fait merveille dans certains cas d'insomnie rebelle ni pourquoi il se révèle tout à fait inefficace dans d'autres.

Comme l'investissement n'est pas trop important, je conseille vivement d'essayer. Je connais personnellement plusieurs personnes complètement guéries par ce « procédé ».

2. ***Douche froide des mollets***

Tous les soirs, avant de vous coucher, faire une douche froide des mollets avec une petite douchette, en tournant dans le sens contraire des aiguilles d'une montre.

Avis Michel Bontemps :

Cette habitude quotidienne donne d'excellents résultats. Si vous êtes insomniaque, vous devez absolument vous appliquer cette douche régulièrement avant de vous coucher. Elle doit faire partie de votre rituel du soir.

Si vous n'avez pas de douche, vous pouvez soit :
Faire un bain de bras froid – avant-bras trempés dans un récipient d'eau froide jusqu'à mi-biceps pendant 3 minutes.
Soit faire un bain de siège – fessier et organes génitaux baignés dans l'eau froide pendant 10 à 15 secondes.
Soit faire un bain de pieds alterné – 5 minutes eau très chaude, 30 secondes eau très froide, 5 minutes eau chaude, 30 secondes eau froide.

Personnellement, je suis persuadé que le plus efficace est le grand bain alterné. Pour ce bain, il faut disposer de deux baignoires côte à côte et pouvoir passer alternativement de l'une à l'autre. Ceci demande un certain matériel et pas mal de courage !

3. ***Enveloppement froid***

Prendre un linge en coton de 50 cm de largeur et suffisamment long pour faire le tour de l'abdomen.
Le tremper dans de l'eau très froide et l'enrouler autour de la taille. Il est recommandé d'être couvert pendant l'enveloppement.

Avis Michel Bontemps :

Cette méthode est très ancienne et a fait ses preuves. L'abbé Kneipp, père de la balnéothérapie moderne, l'avait reprise à son compte au siècle dernier et conseillée à tous ses malades et disciples.

Elle est efficace mais je préfère les simples compresses appliquées sur le ventre car l'enveloppement froid des reins provoque parfois des crises de lumbago.

Vous pouvez, pour obtenir plus d'effet, remplacer l'eau par une infusion de cônes de Houblon (60 g pour deux litres d'eau chaude à laisser infuser 10 minutes) que vous laisserez refroidir au réfrigérateur.

4. ***Bain houblon et son***

Prendre, tous les soirs, un bain chaud ainsi préparé :
Mettre à infuser pendant 20 minutes dans 5 litres d'eau bouillante :

200 g de cônes de Houblon
500 g de son de Blé.

Ajouter à l'eau du bain après avoir filtré.

Avis Michel Bontemps :

Très relaxant, ce bain a l'inconvénient d'être long à préparer.

Vous trouverez dans le commerce des huiles de bain à l'essence de Camomille solubilisées qui sont aussi efficaces et qui ont l'avantage d'être plus faciles d'emploi puisqu'il suffit d'ajouter deux cuillères à soupe à l'eau du bain.

5. ***Poudre de laurier-cerise***

Mélanger une cuillère à café de feuilles de Laurier-Cerise séchées et pulvérisées dans le potage du soir.

Avis Michel Bontemps :

Cette recette est peut-être très efficace. Le Laurier-Cerise est considéré comme un sédatif du système nerveux mais fort heureusement, vous ne le trouverez pas en herboristerie car c'est une plante extrêmement toxique dont l'eau distillée, utilisée en pharmacie, est classée Tableau C c'est-à-dire produit « dangereux ».

Je vous conseille vivement d'essayer d'autres recettes.

Mélanger plutôt à votre soupe du soir 35 gouttes de teinture mère de Valériane et 15 gouttes de teinture mère de Passiflore.

6. ***Boisson de saison***

En hiver, boire tous les soirs un verre de lait tiède.
En été, boire tous les soirs un verre de bière.

Avis Michel Bontemps :

Je connais beaucoup de personnes qui se trouvent bien de ce conseil simple et efficace.

Une grande danseuse, la Cubaine Alicia Alonso, prend régulièrement un verre de bière le soir au coucher. Elle affirme que c'est grâce à cela qu'elle reste en pleine forme et dort sans problème.

Alicia Alonso est sûrement l'étoile de la danse la plus âgée du monde. Elle se permet encore de danser en soliste et de faire rêver bien des jeunes ballerines. C'est une référence.

7. ***Friction au vinaigre***

Se frictionner, matin et soir, le buste avec un gant mouillé d'un mélange moitié eau, moitié vinaigre de cidre.

Avis Michel Bontemps :

Cette friction donne de bons résultats en cas d'insomnie accompagnée d'un déséquilibre endocrinien.

Inversement, si cette friction améliore votre sommeil, allez vite consulter un praticien, c'est que votre système endocrinien est en déséquilibre.

8. ***Bouillon de laitue***

Faire bouillir des trognons de laitue coupés en 4 pendant 10 minutes. Boire une tasse de ce bouillon le soir au coucher.

Avis Michel Bontemps :

Recette éprouvée et facile à préparer.

Attention aux effets secondaires de la laitue : on la dit anaphrodisiaque, à vous de choisir... !

9. ***Massage « spécial »***

Tous les soirs, masser ou se faire masser pendant 5 minutes le dessous du gros orteil :

– en appuyant fortement avec la pulpe du pouce et en descendant ;

– en pressant plus légèrement de l'ongle du pouce en remontant.

Ensuite placer un coton imbibé d'essence de Lavande entre les gros orteils et les orteils suivants.

Avis Michel Bontemps :

Combiner l'action du massage réflexe et celle des huiles essentielles de plantes sur une zone réflexe des plus importantes : il n'est pas étonnant que ce massage donne des résultats inespérés.

MAGNÉTISME

Le magnétisme s'avère être la thérapie la plus constante dans ses réussites, même si souvent le traitement doit être assez prolongé pour que le résultat soit durable.

Le traitement magnétique devrait toujours être suivi par l'apprentissage du Sophro-Magnétisme.

SOPHRO-MAGNÉTISME

Ce n'est qu'en se concentrant, tous les soirs, sur la magnétisation de son plexus original, que l'insomniaque parviendra, dans bien des cas, à se libérer définitivement de tout traitement interne.

SOPHROLOGIE

Il paraît évident, si l'on y réfléchit, qu'il ne soit pas possible de s'endormir si l'on ne sait pas se détendre et cesser de penser à ses tracas quotidiens.

Or se mettre en état de relaxation s'apprend par la Sophrologie.

La conclusion devrait s'imposer : avant que de prescrire un traitement quelconque ne serait-il pas plutôt souhaitable de conseiller aux insomniaques des séances de Sophrologie ?

REBOUTEMENT

Quelquefois la cause initiale de cette perturbation de l'état de santé est un blocage articulaire, plus souvent au niveau d'une articulation vertébrale mais il peut s'agir également d'une autre articulation que seul un manipulateur compétent peut déceler et traiter.

Maladies du foie

Il ne s'agit pas de donner des recettes pour les maladies graves du Foie : hépatite virale, ictère, etc.

Par contre, bien des personnes souffrent d'un mauvais fonctionnement du foie d'une façon chronique.

Il peut s'agir d'un hyper-fonctionnement du foie – la vésicule biliaire s'engorge –, ils font alors des crises de foie à répétition. C'est peut-être le cas le moins grave car le malade s'en inquiète bien vite et consulte un praticien.

Au contraire, le foie peut être en hypo-fonctionnement, c'est-à-dire qu'il ne travaille pas assez, ses sécrétions sont trop faibles et bien souvent le diagnostic n'est pas établi. Ce sont des gens fatigués qui digèrent mal, se plaignent de flatulences, se défendent mal devant les affections virales (grippe, rhume, sinusite, etc.), ont tendance à gonfler par « périodes » sans manger plus pour autant. Bref, ce que certains homéopathes nomment les patraques et les médecins classiques des malades psychiques.

Dans ces deux cas, hyper ou hypo-fonctionnement hépatique, la Médecine naturelle offre de grandes possibilités et d'incontestables réussites.

1. ***Cataplasmes d'argile***

Mélanger de l'argile verte concassée avec de l'eau de Volvic jusqu'à obtention d'une pâte épaisse mais homogène.
Étaler sur deux centimètres d'épaisseur ; appliquer directement sur la peau, au niveau du foie, devant l'abdomen et sur le dos. Garder jusqu'à ce que l'argile soit sèche.

Avis Michel Bontemps :

Cette recette classique est une des meilleures indications du cataplasme d'argile.

En cas de congestion, de « crise de foie », utiliser de l'eau froide. Vous pouvez faire deux cataplasmes par jour au maximum. Attention aux réactions : elles sont quelquefois plus brutales que vous ne pourriez le soupçonner. Le foie se désenflamme rapidement, la vésicule biliaire se vide, il peut s'ensuivre une grande fatigue et même une violente poussée de fièvre. Ne faites pas ces cataplasmes plus de trois jours consécutifs et, surtout, abstenez-vous de toute nourriture solide, seulement du bouillon de légumes.

En cas d'hypo-fonctionnement, faire des cataplasmes avec de l'eau chaude. Vous pouvez les appliquer tous les soirs au coucher, en période de lune croissante.

N'utilisez pas ce cataplasme plus de 15 à 17 jours consécutifs.

2. ***Tisane dépurative***

Racine de Chicorée	20 g
Racine de Tormentille	20 g
Marrube blanc	30 g
Renouée	10 g
Solidago	10 g
Colombo	10 g
Combretum	15 g
Mélisse	15 g

Comptez cinq cuillères à soupe pour un litre d'eau. Porter doucement à ébullition. Laisser bouillir 3 minutes et infuser 10 minutes. Boire trois tasses par jour avant les repas.

Avis Michel Bontemps :

Le goût de ce mélange ne plaira pas à tout le monde. Il faut vraiment aimer l'amertume pour pouvoir le boire ! C'est un dépuratif du foie extrêmement efficace. Il faut l'utiliser en cas d'hy-

per-fonctionnement, de préférence en période de lune décroissante où vous obtiendrez les meilleurs résultats.

3. ***Tisane stimulante***

Boldo	20 g
Chélidoine	20 g
Hépatique	25 g
Romarin	20 g
Chicorée sauvage	15 g
Verveine officinale	30 g
Artichaut	30 g
Véronique	30 g

Quatre cuillères à soupe pour un litre d'eau bouillante. Infuser 15 minutes. Boire une tasse après chaque repas.

Avis Michel Bontemps :

Cette tisane stimule fortement la cellule hépatique. Elle est donc conseillée à tous ceux qui souffrent d'« hypo-fonctionnement » et sera plus efficace en période de lune croissante. C'est une préparation intéressante pour tous ceux qui traînent une fatigue permanente que rien apparemment ne justifie.

Dans ce cas, vous pouvez ajouter à chaque tasse 30 gouttes de Ribes Nigrum Glycérat Macériné 1re dilution, qui est une dilution de bourgeon de cassis. Vous en trouverez en pharmacie sans ordonnance.

4. ***Essences de plantes***

Prendre, avant chaque repas, une goutte de chacune des huiles essentielles des plantes suivantes sur un morceau de sucre :

Huile essentielle de Persil
Huile essentielle de Citron
Huile essentielle de Camomille
Huile essentielle de Genièvre.

Avis Michel Bontemps :

Il s'agit là d'une excellente formule décongestive du foie valable pour les hyper-fonctionnements.

Certains conseillent, avec juste raison, de mêler ces quatre gouttes à une cuillère à soupe d'huile d'olive. C'est, sans aucun doute, plus efficace mais difficile à avaler !

5. ***Essences au miel***

Prendre une goutte des essences suivantes dans une cuillère à café de miel, après les repas :

Huile essentielle de Romarin
Huile essentielle de Sauge
Huile essentielle de Thym
Huile essentielle de Verveine
Huile essentielle de Coriandre.

Avis Michel Bontemps :

Fortement stimulant, ce mélange est également un fortifiant général et un excellent moyen de se prévenir contre la grippe. Dans ce cas, je vous conseille d'acheter du miel d'acacia à 4 % de Gelée Royale.

6. ***Salade de chou rouge***

Manger, tous les jours, une salade de chou rouge cru, assaisonné à l'huile d'olive et au vinaigre de cidre.

Avis Michel Bontemps :

Bon conseil pour vous « nettoyer » le foie. A faire au début du printemps et seulement en période de lune décroissante. Plus de 15 jours, cela devient franchement monotone !

7. ***Jus de radis noir***

Presser un radis noir. En boire un demi-verre par jour.

Avis Michel Bontemps :

C'est le plus spectaculairement efficace des remèdes en cas d'engorgement ou de crises de foie (dans ce cas trois demi-verres par jour sont nécessaires).

Pour plus de pratique, il existe dans les maisons de régime du jus de radis noir en ampoules, aussi efficace (1 ampoule = 1/2 verre de jus) ou en globules (4 globules pour 1/2 verre de jus).

Le radis noir n'est pas très fameux en ampoule et franchement difficile à avaler en jus !

La formule « globule » est donc très intéressante.

MAGNÉTISME

Le magnétisme a toujours une action primordiale dans toutes les affections du foie, qu'il soit thérapie majeure ou traitement adjuvant.

Un bon magnétiseur peut toujours stimuler la cellule hépatique ou au contraire la décongestionner. L'effet le plus spectaculaire concerne la vésicule biliaire qu'une séance de magnétisme de quelques minutes permet toujours de « vider » lorsqu'elle est pléthorique.

Le nombre de séances sera bien entendu fonction de la gravité de la maladie, allant d'une séance pour une crise de foie passagère, à des traitements à l'année pour des affections chroniques ou graves.

PHYTOPLASME

Les cataplasmes de plantes conviennent merveilleusement bien aux affections chroniques, qu'elles soient de type « yang », hyper-fonctionnement, ou « yin » hypo-fonctionnement.

Les essences de plantes sont à sélectionner avec soin en fonction du type de l'affection mais également en tenant compte des autres problèmes annexes du malade : troubles circulatoires, arthrite, nervosité, etc.

On conseille, en général, des séries d'une dizaine de séances, à répartir dans l'année.

Le traitement est astreignant parce qu'il oblige le malade à se rendre au cabinet du praticien mais, par contre, il le libère de toute contrainte de traitement au long cours et lui laisse la possibilité de manger comme tout le monde. Tous ceux qui souffrent d'hépatisme chronique comprendront l'intérêt de la méthode.

Mal de dos

Les douleurs d'origine vertébrale ont des origines nombreuses et variées qui nécessitent, pour en comprendre l'origine, une consultation chez un praticien.

Vous pouvez avoir « mal au dos » à cause de votre travail (dactylo, coiffeur, etc.) ce qui est classique, à cause d'une malformation de pieds, ce qui est très fréquent et reste souvent ignoré. Cette douleur peut être due à un manque de tonus musculaire, à un blocage vertébral, à un état dépressif, à un déficit en magnésium, par voie réflexe à une atteinte organique : foie, organes génitaux, pancréas, etc. Cette liste peut s'allonger à l'infini. Notre but n'est pas d'en comprendre l'étiologie, ceci est le travail du praticien mais de vous offrir des recettes qui vous permettront de « tenir le coup » en attendant la visite.

Si la douleur a totalement disparu avant la consultation, peut-être pourriez-vous indiquer ce « truc » à votre praticien. S'il est désarmé devant ce type de symptôme, il vous en sera peut-être reconnaissant.

RECETTES

1. ***Bain au pin***

Prendre un bain très chaud à l'essence de Pin, pendant 15 minutes. Ce bain sera suivi d'une douche très froide sur les mollets et d'un repos au lit, chaudement couvert.

Préparation du bain :

Un verre de lait en poudre

100 gouttes d'huile essentielle de Pin.

Placer le verre de lait en poudre sous le robinet de la baignoire jusqu'à ce que le lait soit entièrement dissous.
Compléter le remplissage par de l'eau à 40°.

Avis Michel Bontemps :

Le grand bain chaud à l'essence de Pin est un des moyens les plus rapides pour faire disparaître ses douleurs vertébrales. La température, 40°, n'est qu'indicative, certains supportent plus chaud (42°), d'autres ont des vertiges à 38°. Il ne faut surtout pas essayer de rester à toute force. On ne doit ressentir aucun malaise.

Il existe plusieurs possibilités pour la fabrication de ces bains. Il ne faut surtout pas utiliser l'essence pure. Cette essence est un produit huileux qui ne se dissout pas dans l'eau, elle reste en surface, vous risqueriez donc de vous brûler la peau, sans autre résultat.

Le plus simple est de demander à votre pharmacien la formule suivante :

Huile essentielle de Pin	25 ml
Excipient hydrosoluble q.s.p.	100 ml

et d'utiliser deux cuillères à soupe pour un grand bain.

Ceci dit, vous trouverez des bains à base d'huiles essentielles moins chers dans le commerce (Kamiflore) qui sont très efficaces et qui vous permettront de traiter bien des affections (troubles circulatoires, obésité, sueurs profuses, fatigue musculaire, nervosité, etc.).

2. ***Liniment volatil***

Faire préparer le mélange suivant en pharmacie :

Alcool à 70°	20 g
Huile d'Olive	20 g
Ammoniaque	20 g
Huile camphrée	50 g
Huile essentielle de Genièvre	50 g
Huile essentielle de Térébenthine	20 g
Huile essentielle de Lavande	50 g
Baume Opodeldoch	60 g

Frictionner les parties douloureuses deux fois par jour.

Avis Michel Bontemps :

Il s'agit d'une recette de base très ancienne, qui a été modifiée et adaptée aux exigences de la galénique moderne. J'ai retrouvé des formules voisines qui se préparaient jadis à la maison avec des produits achetés dans le commerce. Vous aurez maintenant du mal à les trouver et peut-être peu de temps pour les confectionner. Demandez donc à votre pharmacien de le faire pour vous, même si votre goût du folklore est un peu lésé.

3. ***Révulsif***

Faire préparer le mélange suivant en pharmacie : (où à la maison en achetant les produits en pharmacie !)

Huile essentielle de Cyprès	1 g
Huile essentielle de Camomille	2 g
Huile essentielle d'Origan	3 g
Huile essentielle de Térébenthine	6 g
Teinture de Gingembre	60 g
Alcoolat Fioraventi q.s.p.	250 ml

Frictionner les zones douloureuses.

Avis Michel Bontemps :

Il s'agit là d'un véritable révulsif qui donnera de bons résultats dans les douleurs chroniques ou après un « coup de froid ». La concentration en huiles essentielles étant élevée et la pénétration à travers la peau très rapide, je conseille aux personnes ayant une tendance à l'allergie de faire auparavant une touche d'essai, c'est-à-dire de mettre un peu du liquide au creux du coude et d'attendre 24 heures pour voir s'il n'y a pas une réaction allergique locale. Ce serait étonnant mais c'est une précaution à prendre.

Autre précaution : n'exposez pas au soleil les parties frictionnées, vous risqueriez de subir un phénomène de photo-sensibilisation (taches sombres indélébiles).

4. ***Tisane***

Cochléaria	20 g
Sommités de Genêt	20 g
Bourrache	15 g
Douce-amère	15 g
Reine des prés	20 g
Roseau à balai	15 g
Racine de Salsepareille	10 g
Pensée sauvage	10 g
Racine de Carex	10 g

5 cuillères à soupe pour un litre d'eau froide.
Laisser macérer, si possible, pendant deux heures.
Porter doucement à ébullition.
Ne pas laisser bouillir (2 minutes si la macération à froid n'a pas eu lieu).
Laisser infuser 10 minutes.
Boire bien chaud, à volonté, en sucrant au miel.

Avis Michel Bontemps :

Remarquable en cas de « coup de froid » ou d'effort violent. Cette préparation soulagera également ceux qui souffrent d'une façon chronique.

Elle a l'avantage de faire beaucoup éliminer en sudation. Il faut donc avoir la précaution de rester au chaud après l'avoir absorbée.

5. ***Huile pour massage***

Ajouter dans 1/4 de litre d'huile d'olive vierge :

Huile essentielle de Romarin	30 cc
Huile essentielle de Pin	30 cc
Huile essentielle de Thym	15 cc
Huile essentielle de Fenouil	15 cc

Masser les muscles douloureux en appuyant fortement.

Avis Michel Bontemps :

Cette formule a l'avantage sur les frictions de pouvoir être utilisée en petites quantités et en massage prolongé. Il vous faudra donc trouver une bonne âme pour vous aider dans vos tentatives thérapeutiques.

Ne faites pas trop durer le massage, les mains de cette bonne âme pourraient bien devenir très rouges et la picoter fortement : la concentration en essences de plantes (24 %) est très élevée et celles-ci, pour être efficaces, n'en sont pas moins légèrement corrosives !

6. ***Ail et alcool camphré***

Remplir une bouteille de cette façon :

10 % d'ail pilé

90 % d'alcool camphré.

Laisser macérer 10 jours en secouant fortement. Frictionner les points douloureux.

Avis Michel Bontemps :

Cette friction soulage immédiatement. Il faudrait toujours en avoir prête à la maison.

Deux inconvénients : l'odeur... vous verrez, et la nécessité d'utiliser une bouteille qui ferme très bien car le principe thérapeutique s'évapore facilement.

7. ***Mon ami, le chêne***

Tous les matins, torse nu, appliquer son dos, bien droit, contre l'écorce d'un chêne centenaire.

Avis Michel Bontemps :

Ne riez pas. Beaucoup d'arthrosiques m'ont dit grand bien de la méthode. Le chêne est un arbre qui communique son énergie et consolide les ligaments fragiles. L'amélioration n'est pas rapide et la méthode reste réservée à quelques privilégiés.

REBOUTEMENT

En cas de douleurs du dos, on doit, avant tout, vérifier le bon état de mobilisation des articulations vertébrales. Il est bien rare de ne pas trouver un blocage, qui peut être soit la cause première et unique de la douleur soit consécutif à un état de contraction des muscles para-vertébraux et entretenir la douleur.

Il est indispensable dans ce cas de remédier à cet état de choses.

SYMPATHICOTHÉRAPIE

Elle donne d'excellents et très rapides résultats là où tout a échoué, lorsqu'il s'agit de douleurs provoquées par un état de tension musculaire chez un sujet anxieux et trop nerveux.

PHYTOPLASMES

C'est le traitement le plus efficace en cas de rhumatismes vrais.

Les algues et les essences de plantes décongestionnent les tissus et « absorbent » l'inflammation.

Ils sont à conseiller également mais en traitement de fond en cas de déminéralisation car il a été prouvé que les oligo-éléments contenus dans les algues passaient à travers la peau et aidaient le squelette à se recalcifier.

PHYTO-BALNÉOTHÉRAPIE

Il n'y a pas une douleur vertébrale qui ne soit soulagée par des séances de Phyto-Balnéothérapie.

C'est peut-être la plus complète des thérapies dans ce cas car elle décontracte les muscles, stimule la circulation, décongestionne les tissus, calme l'inflammation et fait chuter la tension nerveuse.

Mauvaise digestion

Il est certain que pour un médecin « mauvaise digestion » ne veut pas dire grand-chose. Il peut s'agir de « brûlures » d'estomac, de ballonnements, de lourdeurs, de digestion lente, de somnolence « post-prandiale », etc. Les causes peuvent en être multiples ainsi que les organes incriminés : foie, pancréas, intestins, vésicule biliaire, estomac. Il ne s'agit là que d'une approche grossière car la chimie digestive de l'être humain est si complexe qu'il arrive que les gastro-entérologues, après des années d'études, y perdent leur latin.

La Médecine naturelle n'a pas la prétention de tout comprendre ni de tout résoudre mais il faut admettre que l'amélioration de la digestion reste une de ses grandes réussites. Quand on sait qu'une humble plante comme l'épine-vinette contient : de la berbérine, deux alcaloïdes non déterminés, de l'oxyacanthine, du sucre, des matières résineuses, mucilagineuses, pectiques, tannantes, de la berbamine, de la palmitine, de la jatrorrhizine, de la columbamine, de la berberrubine, des sucres, dextrose et levulose, de l'acide malique, des gommes et un acide volatil aromatique, on a une petite idée des formules chimiques complexes que l'on peut réaliser en mariant une dizaine de plantes dans une formule de tisane ! Il faut rappeler, en plus, que la structuration de ces formules chimiques naturelles sont toujours plus facilement assimilables par l'organisme, à supposer que les formules chimiques le soient, ce qui est matière à discussion.

Si vous avez quelques difficultés à digérer, essayez donc une de ces recettes naturelles avant de vous inquiéter, elles vous éviteront peut-être bien des soucis.

RECETTES

1. *Cure de lait d'amandes, céleri, carottes*

Prendre deux poignées d'amandes fraîches (une trentaine environ).
Oter la peau fine qui les recouvre et les passer au mixer avec un peu d'eau jusqu'à obtenir une pâte très fine.
Mélanger cette pâte à un litre d'eau sucrée (4 cuillères à café de sucre roux, non raffiné, en poudre dans un litre).
Passer le mélange à travers une gaze fine.
Boire un verre le matin à jeun et un verre après les deux principaux repas en mélangeant 1/3 jus de céleri, 1/3 jus de carotte, 1/3 lait d'amandes.
Il est préférable de confectionner ces jus soi-même à la centrifugeuse mais vous pouvez les acheter tout faits en maison de régime.

Avis Michel Bontemps :

Cette cure convient tout particulièrement aux personnes souffrant d'aigreurs d'estomac. Le lait d'amandes est un merveilleux cicatrisant et adoucissant mais n'a pas de propriétés propres à stimuler la digestion. Il n'y a que le jus de céleri qui améliore les fonctions digestives.

2. *Décoction de racine d'angélique*

Prendre 25 g de racine d'Angélique coupée menue.
Verser dessus un litre d'eau froide. Porter à ébullition pendant 30 secondes.
Laisser infuser 10 à 15 minutes. Filtrer. Conserver au frais.
Boire une tasse après chaque repas.

Avis Michel Bontemps :

Cette recette a l'inconvénient d'être trop simple et bien des malades la méprisent injustement.

L'Angélique est une des plantes les plus merveilleuses que je connaisse. Au siècle dernier, on en disait avec raison : « Si l'Angélique avait le mérite d'être étrangère, elle serait aussi précieuse pour nous que le Ginseng pour les Chinois et se vendrait au poids de l'or. »

Elle est non seulement très efficace pour stimuler la digestion mais également pour lutter contre la dépression (voir ce chapitre), la fatigue, la bronchite chronique.

La racine d'Angélique est encore plus intéressante fraîche que séchée. Si vous pouvez en cultiver et l'utiliser fraîche, ne la faites pas bouillir, contentez-vous de jeter les morceaux de racines, coupés fins, dans l'eau chaude et de laisser infuser 10 minutes.

Au cas où le goût ne vous conviendrait pas, voici d'autres formules :

a) 50 g de racine d'Angélique
1/2 litre de vin rouge
1/2 litre d'eau pure.
Porter à ébullition sans laisser bouillir. Laisser infuser 2 à 3 minutes.
Filtrer. Boire en apéritif.

b) 50 g de racine d'Angélique
1 litre de vin doux (muscat de Frontignan, par exemple).
Laisser macérer trois jours en remuant fréquemment. Filtrer.
Boire en apéritif.

c) 1 kg de racines fraîches coupées le plus fin possible.
1 litre d'alcool à 90° ou d'eau-de-vie forte.
Laisser macérer 5 jours. Filtrer en pressant fortement.
Prendre à raison de 10 gouttes après chaque repas dans une tisane digestive (§ suivant).

3. ***Tisane***

Petite Centaurée	40 g
Semences d'Anis	25 g
Semences d'Aneth	25 g
Racine d'Angélique	30 g
Racine de Gentiane	30 g
Réglisse	20 g

Comptez trois cuillères à soupe pour un litre d'eau froide. Faire bouillir 3 minutes. Laisser infuser 10 minutes. Filtrer. Garder au frais. Boire une tasse avant chaque repas en faisant tiédir.

Avis Michel Bontemps :

Le goût de cette préparation n'est pas très séduisant mais son efficacité est réelle. Elle convient à tous les troubles digestifs quels qu'ils soient.

Ses propriétés sont multiples : tonique digestif, cholagogue, apéritive, digestive, vermifuge, légèrement laxative, cicatrisante, carminative, émolliente, etc.

Vous pouvez également en faire un vin apéritif en réduisant les proportions du quart et en mettant à macérer une semaine dans un litre de vin doux.

Prenez la précaution d'agiter la bouteille tous les jours.

4. ***Tisane amère***

Racine de Gentiane	30 g
Racine d'Angélique	30 g
Racine de Chicorée	30 g
Racine de Tormentille	30 g
Plantain	20 g
Romarin	20 g
Badiane	20 g

Comptez quatre cuillères à soupe pour un litre d'eau froide. Faire bouillir trois minutes. Laisser infuser 10 minutes. Filtrer. Boire une tasse avant chaque repas.

Avis Michel Bontemps :

Comme son nom l'indique, cette tisane est effectivement très amère.

Il s'agit d'un mélange non seulement stimulant la digestion et l'assimilation des aliments mais également stimulant de l'état général. Il est tout particulièrement indiqué aux personnes fatiguées et anémiées.

5. ***Tisane digestive***

Feuilles de Menthe	20 g
Verveine officinale	20 g
Centaurée	10 g
Chardon bénit	15 g
Mélisse	15 g
Sauge	15 g

Une grosse cuillère à café pour une tasse d'eau bouillante. Laisser infuser 10 minutes. Boire bien chaud. Sucrer au miel de Romarin.

Avis Michel Bontemps :

Non seulement digestive mais cholagogue et calmante, c'est une tisane universelle pour tous ceux qui ont des problèmes digestifs quelle qu'en soit l'origine.

6. ***Vin fortifiant***

Feuilles de Quintefeuille	10 g
Racine de Quintefeuille	10 g
Sommités fleuries de Chardon bénit	20 g
Baies de Genièvre	15 g

Mettre à macérer dans un litre de vin rouge de bonne qualité. Remuer tous les jours. Filtrer après dix jours.
Boire un verre à apéritif avant chaque repas.

Avis Michel Bontemps :

Cette formule est tout particulièrement recommandée aux personnes âgées. C'est un excellent tonique de l'appareil digestif et un dépuratif du sang.

MAGNÉTISME

C'est le moyen le plus sûr d'améliorer rapidement une digestion difficile. En relaxant l'état général et en stimulant les centres nerveux déficients, le magnétiseur obtient presque toujours un excellent résultat qui devra être stabilisé par un traitement de plantes.

SOPHRO-MAGNÉTISME

Pour les malades dont les difficultés de digestion sont liées à une sensibilité particulière du plexus ombilical ou solaire, le sophro-magnétisme pratiqué régulièrement est la solution la plus intéressante, la moins nocive et la moins onéreuse.

DIÉTÉTIQUE

Dans tous les cas de troubles digestifs, il est indispensable de consulter un spécialiste qui vous indiquera les règles de diététique convenant à votre cas, selon le type d'aliment que votre organisme a du mal à assimiler.

Cela semble évident et pourtant peu de praticiens prennent le temps de s'enquérir des habitudes alimentaires de leurs malades et bien peu sont capables de conseiller l'alimentation qui leur convient.

Maux de dents

Si vous avez un mal de dents, il est absolument nécessaire de consulter un dentiste. C'est une évidence. Un praticien de médecine naturelle ne peut, en aucun cas, vous guérir, tout au plus vous aider en attendant votre consultation. Compte tenu des délais que demandent certains dentistes pour accepter un rendez-vous, il est très intéressant d'avoir sous la main des possibilités de se soulager simples et efficaces.

Nous avons également rencontré des malades qui, après des soins de dentisterie, souffraient de leurs dents d'une façon chronique et qui ont été soulagés définitivement par une de ces recettes.

Et puis... la mode étant aux traversées en solitaire de l'Atlantique, il est plus facile d'emmener son clou de girofle que son dentiste.

RECETTES

1. ***Persil - gros sel***

Broyer du persil avec du gros sel.
En faire une boulette.
L'introduire dans l'oreille du côté de la douleur.

Avis Michel Bontemps :

Ils s'agit d'une recette populaire, reprise par plusieurs guérisseurs puis par certains médecins phytothérapeutes qui ont eu le courage d'en tester l'efficacité. Cette efficacité est certaine, constante surtout en cas de douleurs dentaires accompagnées de gonflement et d'otalgie.

2. ***Clou de girofle***

En cas de douleur au niveau d'une dent creuse, introduire dedans un clou de girofle.

Avis Michel Bontemps :

Personne, après l'avoir essayée, ne contestera le bien fondé de cette pratique ancestrale.

La chimie moderne en analysant les constituants du clou de girofle a légitimé son action. En effet, parmi ses constituants, nous trouvons des antiseptiques puissants (action sur l'inflammation) et du salicylate de méthyle (aspirine).

En fait, les principes actifs du clou de girofle sont contenus dans l'huile essentielle que l'on extrait et il est plus facile d'emploi et plus efficace de faire préparer en pharmacie des mélanges à partir de cette huile essentielle que vous pourrez utiliser avec succès dans tous les cas de douleurs dentaires, inflammations des gencives et même ganglions au niveau de la gorge et des oreilles.

Voici deux formules intéressantes :

Huile essentielle de Girofle	5 g
Alcool camphré	20 g

ou bien

Huile essentielle de Girofle	4 g
Chloroforme	10 g

Vous choisissez une de ces deux solutions, vous y trempez un petit coton que vous placez au contact de la gencive douloureuse plusieurs fois par jour.

3. ***Décoction de céleri***

Couper des branches de céleri en petits morceaux.

Mettre à bouillir 70 g de ces morceaux dans un litre d'eau pendant 10 minutes.

Faire des rinçages de bouche plusieurs fois par jour avec cette décoction, sans l'avaler.

Avis Michel Bontemps :

Cette solution doit s'appliquer en cas de gonflement des gencives. On peut également en faire des compresses chaudes autour de la gorge.

4. ***Massage art « chinois »***

Appuyer très fortement sur un point situé sur l'index, à peine en dessous de l'ongle, côté pouce. Ce point doit être douloureux en cas de névralgie dentaire.

Avis Michel Bontemps :

C'est un excellent moyen de faire cesser (provisoirement) toute douleur dentaire. Vous devez vous en souvenir en allant chez le dentiste, ce petit truc vous permettra de supporter, sans douleur, la séance.

A titre indicatif, ce point est le premier du méridien du gros intestin et se nomme Chang-Iang.

5. ***Dentelaire***

En cas de douleurs dentaires, mâcher de la racine de Dentelaire, fraîche ou séchée, en gardant le plus possible le suc exprimé dans la bouche.

Avis Michel Bontemps :

Il est exact qu'il faudrait toujours avoir de petits bâtons de racine de Dentelaire à la maison.

C'est, malheureusement, une plante que l'on ne trouve pratiquement plus en herboristerie. Il faut donc profiter de vos vacances pour faire vous-même votre cueillette.

La Dentelaire fleurit depuis août jusqu'en septembre dans toute la Provence, le Languedoc, le Roussillon, la Drôme, l'Ardèche et l'Aveyron. La racine se recueille pendant la floraison.

Vous trouverez la plante sur les coteaux arides, dans les rocailles, en plein soleil. Elle mesure de 50 cm à un mètre de hauteur et ses petites fleurs violettes ressemblent à des primevères (par la forme).

Si vous vous êtes provoqué un lumbago en vous baissant pour recueillir votre provision, vous pouvez utiliser les feuilles pilées de la Dentelaire pour vous faire un cataplasme qui vous soulagera immédiatement.

Il est bien évident que si vos dents vous font souffrir, il faut avant tout consulter un chirurgien-dentiste. Cependant, certaines névralgies dentaires récidivent malgré le traitement et le dentiste ne parvient pas à les enrayer. Voyons dans ce cas les traitements efficaces.

MAGNÉTISME

Certaines douleurs sont liées à un blocage de l'énergie sur un point précis. En dispersant ce surplus d'énergie, le magnétiseur libère totalement le patient de sa névralgie, quelquefois en une séance.

DIÉTÉTIQUE

Lorsque les douleurs dentaires ne sont pas ponctuelles et permanentes mais au contraire diffuses et de topographie mouvante, c'est bien souvent que l'alimentation du patient est défectueuse. Il y a lieu alors de consulter un spécialiste en diététique qui mettra au point un régime approprié. Ceci est plus contraignant que d'avaler sa dose habituelle de médicaments antalgiques. C'est un choix à faire dont il est aisé de comprendre l'importance.

De toutes façons, si vos douleurs dentaires ne concernent qu'un point précis de la mâchoire et, bien que guéries par le dentiste, récidivent régulièrement, c'est que vous souffrez d'un déficit soit en oligo-éléments, en vitamines ou en sels minéraux. Ceci est pratiquement toujours lié à une alimentation défectueuse ou à une diététique mal comprise.

De nombreux vegétariens, par exemple, souffrent des dents simplement parce qu'ils n'ont pas la formation nécessaire pour se construire des menus bien équilibrés.

SYMPATHICOTHÉRAPIE

Certaines douleurs au niveau de la mâchoire peuvent être liées à une congestion du sang à ce niveau ou à une crispation musculaire permanente, ce qui entraîne une mal-position des mâchoires au cours de la mastication.

Dans ces deux cas, la Sympathicothérapie donne des résultats immédiats où tout avait échoué.

Migraines

Les causes potentielles des migraines sont tellement multiples qu'il est tout à fait impossible de toutes les énumérer. Ce serait, de plus, un travail tout à fait inutile puisqu'on en ignore probablement un grand nombre... il n'y a qu'à voir la quantité de malades se plaignant de migraines sans que nul médecin ait pu en trouver la cause.

Disons quand même que dans la majorité des cas, il s'agit d'une trop grande tension artérielle intra-crânienne, c'est-à-dire un afflux de sang trop important à ce niveau.

Nous avons vu beaucoup de malades définitivement – apparemment – guéris de leurs migraines tenaces par des guérisseurs. C'est pour cela que nous avons tenu à indiquer des recettes mais il faut dire que, dans tous les cas, ces malades s'étaient fait soigner, au moins quelquefois, au cabinet de ces praticiens.

RECETTES

1. ***Tisane des quatre racines***

Faire préparer en pharmacie deux paquets de tisanes :

a)	Racine de Chiendent	60 g
	Racine de Bourdaine	60 g
	Racine de Pissenlit	60 g
	Racine de Chicorée	60 g
b)	Romarin	120 g
	Bois de Réglisse	60 g
	Baies de Genièvre	60 g

Prendre deux bonnes cuillères à soupe de la première formule.

Ajouter un litre d'eau froide.

Chauffer doucement et laisser bouillir 7 minutes.

Éteindre le feu et ajouter deux cuillères à soupe de la seconde formule.
Couvrir et laisser infuser 10 minutes.
Boire à raison de 3 tasses par jour avant les repas.

Avis Michel Bontemps :

C'est, en fait, une merveilleuse cure dépurative qui est indiquée lorsque les migraines sont liées à une intoxication du sang.

Il est préférable de faire cette cure au début du printemps et de l'automne. Elle sera encore plus efficace en période de lune décroissante.

Même si cette cure ne fait pas cesser définitivement vos migraines, cela vous fera un bien fou pour l'état général. Vous aurez l'impression d'être plus léger de 10 kg.

La deuxième semaine de tisane dépurative, je vous conseille de ne manger que des fruits (au moins trois jours si vous ne tenez pas la semaine) : raisins en automne, rhubarbe, orange, poire au printemps.

2. ***Tisane de tilleul***

Mettre à infuser 30 g de fleurs de tilleul dans un litre d'eau bouillante pendant dix minutes.
Boire, au minimum, trois tasses par jour.

Avis Michel Bontemps :

Trop simple ? Beaucoup plus pensé que vous ne pourriez l'imaginer. On a trop tendance à mépriser les recettes trop connues. Le tilleul agit triplement sur la migraine : il est antispasmodique, c'est-à-dire qu'il détend les spasmes musculaires. Il est sédatif, c'est-à-dire qu'il calme les tensions nerveuses. Enfin, il fluidifie le sang. Vous voyez qu'une plante banale comme le tilleul a des propriétés plus intéressantes qu'on ne peut l'imaginer. Ceci à condition de respecter scrupuleusement le mode d'emploi et les proportions qui varient en fonction de l'affection à traiter.

3. *Neti*

Inspirer chaque matin au réveil un peu d'eau, à peine tiède, par chaque narine.
Pour cela, il suffit de se boucher une narine avec une main, de prendre un peu d'eau dans le creux de l'autre main et d'inspirer fortement cette eau jusqu'à ce qu'elle coule dans l'arrière-gorge. Faire ensuite la même chose de l'autre côté.

Avis Michel Bontemps :

Cette stimulation et ce lavage des cornets du nez s'appelle, pour les yogi qui la pratiquent régulièrement, le « neti ». Ses applications sont multiples, les cornets du nez étant des zones réflexes très importantes et en relation avec tous les organes. Les yogi prétendent, à juste raison, que cette habitude matinale permet de rester en parfaite santé.

En pratique, il faut inspirer de l'eau froide mais dans le cas de migraines chroniques, l'eau froide risquerait de trop congestionner les muqueuses et d'avoir un effet inverse. Il faut passer à l'eau froide mais seulement après un certain temps d'utilisation.

Pour ne pas brutaliser ces fragiles muqueuses, je recommande plutôt à mes malades de se servir d'un petit appareil qui ressemble à une théière et dont le bec verseur légèrement renflé à son extrémité s'applique sur la narine. En mettant la tête sur le côté, vous obtenez un lavage doux et efficace de l'intérieur du nez.

Il est préférable d'utiliser de l'eau salée dont l'action est plus rapide.

4. ***Bains de pieds à température alternée***

Prendre une bassine d'eau très chaude (42°).
Jeter dans l'eau trois bonnes poignées de Romarin.
A côté, placer une bassine d'eau très froide (ajouter des glaçons pour que la température soit la plus basse possible). Tremper les pieds 5 mi-

nutes dans l'eau chaude. Ensuite dix secondes dans l'eau froide. Puis encore dans l'eau chaude et de nouveau dans l'eau froide.
Frotter fortement et s'allonger les pieds au chaud.

Avis Michel Bontemps :

Ces bains donnent des résultats immédiats en cas de crise migraineuse. Répétés tous les jours, ils soulagent d'une façon durable.

Pour plus de pratique et peut-être d'efficacité, vous pouvez utiliser dans le bain chaud une huile de bain fortement concentrée en essence de Romarin. La pénétration des principes actifs sera meilleure et il vous suffira d'ajouter deux cuillères à soupe à l'eau du bain.

5. ***Frictions aux essences***

Se frictionner les tempes avec un mouchoir imbibé de 5 gouttes d'un mélange moitié essence de Menthe, moitié essence de Lavande.

Avis Michel Bontemps :

Ce conseil est valable en cas de crise. Il ne s'agit pas d'un « traitement » à appliquer régulièrement.

En cas de migraines touchant la partie postérieure de la tête, il faut également se frotter la base de la nuque.

6. ***Compresses de mélilot***

Jeter une poignée de sommités fleuries de Mélilot dans un litre d'eau bouillante.
Laisser infuser 10 minutes. Filtrer.
Tremper un linge dans l'infusion, essorer légèrement.
Appliquer en même temps sur la nuque et le front.
Il est indispensable de bien respecter le temps d'infusion, ni trop ni moins.

Avis Michel Bontemps :

Cette compresse donne souvent de très bons résultats. On appelait, jadis, le Mélilot « couronne royale » et les Romains le tressait en couronne pour les personnages importants. Ces couronnes avaient la réputation d'éviter à celui qui les portait les migraines au cours des interminables manifestations publiques. Vous voyez que la réputation du Mélilot est bien ancienne. Il faut effectivement faire très attention en préparant l'infusion car, infusé trop longtemps, le Mélilot provoque l'effet inverse.

7. ***Compresse d'anémone pulsatille***

Ajouter 50 gouttes d'alcoolature d'anémone pulsatille à 1/2 litre d'eau chaude.
Tremper dans le mélange trois linges en coton. Essorer à peine.
Appliquer au moment des crises sur la nuque et autour des poignets.

Avis Michel Bontemps :

Vous trouverez l'alcoolature d'anémone pulsatille en pharmacie. A défaut, vous pouvez utiliser la teinture mère de la plante. Vous pouvez également fabriquer vous-même l'alcoolature :
500 g d'Anémone pulsatille fraîche
1/2 litre d'alcool à 90°.
Laisser macérer 10 jours en remuant de temps en temps.

Pour plus de résultat, buvez en même temps dix gouttes de cet alcoolature dans un demi-verre d'eau. Vous pouvez boire cette préparation deux fois dans la journée.

8. ***« Prise » de plantes***

Acheter en pharmacie ou herboristerie :
10 g de Primevère officinale
10 g de feuilles d'Asaret
10 g de feuilles de Basilic
10 g de rhizome d'Iris de Florence
5 g de feuilles de Muguet

Pulvérisez le tout le plus finement possible dans votre moulin à café. Priser un peu dans chaque narine en cas de douleur.

Avis Michel Bontemps :

Cette poudre sternutatoire donne souvent des résultats immédiats et durables. Il faut veiller à ce que les plantes soient réduites en poudre très fine. Certaines pharmacies sont équipées d'un appareillage plus efficace que le moulin à café. Demandez conseil à votre pharmacien.

9. ***Tisane***

Boire matin et soir une tasse de la tisane suivante :

Marjolaine	40 g
Jasmin blanc	15 g
Camomille romaine	20 g
Anémone pulsatille	20 g
Serpolet	10 g
Vigne rouge	30 g
Hamamélis	20 g
Menthe poivrée	25 g
Orange amère (feuilles)	20 g
Robinier (fleurs)	40 g

Compter une grosse cuillère à café par tasse d'eau bouillante et laisser infuser 10 minutes.

Avis Michel Bontemps :

Cette préparation est, à la fois, calmante, digestive, laxative, cholagogue, elle facilite la circulation du sang et déspasme les muscles.

Elle doit être efficace à condition de la prendre régulièrement.

10. ***Massage d'urgence***

Pincer fortement le lobe d'une oreille, puis de l'autre, près du point d'attache avec le crâne.

Choisir le point le plus douloureux à droite ou à gauche, masser ce point entre le pouce et l'index jusqu'à cessation de la douleur.

Avis Michel Bontemps :

Cette stimulation réflexe, basée sur les principes de l'auriculothérapie, doit faire cesser rapidement la migraine mais l'action est quelquefois de courte durée et il faudra trouver une thérapie d'action peut-être moins rapide mais plus durable pour prendre le relais.

MAGNÉTISME

Nous avons rencontré d'ex-migraineux guéris totalement par le magnétisme comme nous en avons interrogé d'autres pour qui le magnétisme n'avait été d'aucun secours.

Cela tient au fait que les causes de migraines sont multiples. Chaque migraine est justifiable d'une thérapie propre en fonction de l'étiologie de la maladie. Le magnétisme est à essayer après l'échec des autres thérapies naturelles.

SOPHRO-MAGNÉTISME

Pour certaines personnes dont le thème cosmobiologique révèle une position de Mercure en Bélier, ce qui prédispose à un blocage de l'énergie au niveau des plexus épiphysaire, coronaire et cervical, le sophro-magnétisme semble être la technique de choix.

En effet, dans les cas de stress, ils sont nombreux à notre époque, la migraine reviendra inexorablement et seule une pratique continue de la méthode parvient à espacer puis à faire disparaître les crises.

REBOUTEMENT

Les migraines peuvent être causées par un blocage des vertèbres cervicales. Tous les praticiens que nous avons consultés sont d'accord. Il y a donc lieu, si vous souffrez de migraines, et avant toute autre thérapie, de vous faire vérifier le bon état de vos articulations vertébrales.

Là, plus que jamais, n'oubliez pas qu'il ne faut pas manipuler une colonne vertébrale sans radios préalables. Heureusement, le temps des rebouteux sans aucune connaissance médicale est – presque – terminé et tout bon praticien vous demandera des radios.

SYMPATHICOTHÉRAPIE

La Sympathicothérapie donne *toujours* de bons résultats immédiats en cas de crise migraineuse.

C'est donc la thérapie de choc si vous souffrez. Une seule touche nasale stoppe la migraine la plus tenace. Par contre, son action n'est pas durable dans tous les cas. Il y a donc lieu d'associer la Sympathicothérapie à une autre méthode de soins.

Nervosité

Vous avez du mal à vous concentrer, votre mémoire baisse, vous supportez mal votre entourage, vous avez des crampes musculaires, voire des « tics », vous avez un sommeil agité, vous ne pouvez pas écouter la 9e Symphonie de Beethoven sans bouger ni penser à autre chose... alors vous êtes nerveux !

Vous ne pouvez pas vous émerveiller en regardant une abeille butiner une fleur pendant une heure, alors vous êtes très nerveux ....! mais qui ne l'est pas de nos jours.

Les remèdes naturels ne peuvent, dans votre cas, que vous aider passagèrement car ce sont les conditions de vie qui sont à changer.

En voici, malgré tout, quelques-uns qui ont fait leurs preuves et qui vous apporteront un soulagement passager.

RECETTES

1. ***Jus de cresson***

Boire le matin à jeun un verre de jus frais de cresson.

Avis Michel Bontemps :

Ce sont bien souvent les conseils les plus simples qui sont les plus efficaces, ceci en est un exemple.

Le jus de cresson n'a pas une action immédiate. Il faut attendre une dizaine de jours pour en ressentir les bienfaits mais son action est durable.

Malheureusement, il y a peu de nerveux qui

prendront le temps de préparer leur jus de cresson tous les matins et c'est bien dommage.

Il faut préciser que le cresson doit être particulièrement bien lavé avant son utilisation car ses feuilles peuvent recéler la fameuse douve du foie, si redoutable.

2. ***Neti***

Le matin, dès le réveil, inspirer un peu d'eau froide par chaque narine (en prenant soin de boucher l'autre narine).

Avis Michel Bontemps :

Même remarque que précédemment, le conseil semble trop simple pour être valable et pourtant que de personnes ont été rééquilibrées par ce simple procédé. Les Indiens l'utilisent depuis des millénaires, les yogi de tous les pays l'appellent le « neti » et s'en servent quotidiennement. Ces adeptes fanatiques affirment qu'il guérit tout et se hasardent même à dresser des listes de toutes les maladies que le « neti » améliore. En lisant certaines de ces listes, on a l'impression de lire une table des matières du Larousse médical !

Sans cautionner de tels excès risibles, il faut dire et affirmer que l'inspiration d'eau froide par les narines, chaque matin, équilibre le système sympathique et a, de ce fait, une action bienfaisante sur l'ensemble de l'organisme.

3. ***Bain chaud à la mélisse***

Prendre le soir, avant de se coucher, un grand bain à la mélisse en procédant ainsi :
Mettre 100 g de feuilles de mélisse dans un grand récipient de verre.
Ajouter 3 litres d'eau bouillante.
Laisser infuser 15 minutes. Filtrer.
Ajouter à l'eau du bain.

Avis Michel Bontemps :

Comme toujours, après un grand bain chaud, il est indispensable de prendre une douche froide, au moins des mollets. Cette précaution évite au sang de stagner dans les veines trop dilatées par le bain chaud. Ceci est tout particulièrement important pour les personnes nerveuses car les stases veineuses « énervent » les jambes et compromettent l'effet bienfaisant du bain.

Ce bain est efficace mais il me semble peu compatible avec les impératifs de la vie moderne. Peu de gens nerveux prendront le temps de préparer cette infusion tous les jours. Pour plus de facilité, je conseillerai plutôt l'utilisation d'huile de bain soluble aux essences de camomille et de pin que l'on peut trouver dans le commerce. Je précise bien « aux essences » car les bains aux « extraits » n'ont aucune efficacité. Il est, en plus, nécessaire que ces produits garantissent une concentration d'au minimum 15 % d'huiles essentielles naturelles.

4. ***Douche froide des mollets***

Tous les soirs, avant de se coucher, faire une douche froide des mollets en utilisant une douchette à la pression assez forte et en tournant dans le sens contraire des aiguilles d'une montre.

Avis Michel Bontemps :

Recommandée par les adeptes de la méthode Kneipp, la douche froide des mollets est très utilisée en Allemagne du Sud.

C'est un peu difficile à pratiquer dans la journée, par contre vous devez le faire absolument si vous vous réveillez la nuit et que vous tournez dans votre lit sans trouver la « bonne » position.

5. ***Gargarisme***

Faire préparer le mélange suivant :

33 g de racine de Guimauve

67 g de capsules de Pavot (sans les graines).

Mettre à macérer 15 minutes dans un litre d'eau bouillante. Utiliser en gargarisme.

Avis Michel Bontemps :

Les anxieux qui ressentent la fameuse boule à la gorge lorsqu'ils sont contrariés ou fatigués doivent retenir cette infusion car elle sera sans doute la solution à leur problème.

6. ***Tisane de feuilles de coings***

Jeter dans un litre d'eau bouillante :
une poignée de feuilles de coings coupées menues
trois têtes de fleurs de camomille.

Laisser infuser 10 minutes en couvrant. Filtrer. Boire une tasse le matin et une autre à 17 heures.

Avis Michel Bontemps :

Recette originale qui a fait la renommée d'un guérisseur français. Les feuilles de coings ne sont pas utilisées en herboristerie, peut-être la dessication leur fait-elle perdre leurs propriétés ? Il faut préciser que dans cette tisane, il s'agit de feuilles fraîches de coings et de fleurs séchées de camomille.

7. ***Miel et essences de plantes***

Absorber, matin et soir, une cuillère à café de miel de fleurs d'oranger à laquelle vous ajouterez :

1 goutte d'huile essentielle de Lavande
1 goutte d'huile essentielle de Marjolaine
1 goutte d'huile essentielle de Camomille
1 goutte d'huile essentielle d'Estragon.

Avis Michel Bontemps :

Ce mélange d'essences de plantes a l'avantage de vous défatiguer tout en vous calmant. Après une cure de 15 jours, vous vous sentirez plus détendu et beaucoup plus en train. Par contre, faites attention car vous pouvez éprouver des aigreurs d'estomac en utilisant régulièrement des huiles essentielles. Dans ce cas, n'hésitez pas, choisissez une autre formule.

SYMPATHICOTHÉRAPIE

Radicale dans tous les cas et quelquefois dès la première séance, c'est ce qu'affirment les spécialistes de la méthode.

Le seul inconvénient lorsqu'il s'agit d'une hyper-nervosité ancienne et importante est l'état de fatigue consécutif aux séances que certains malades qualifient de « comateux ».

Heureusement, cet état cède en général vers la 3e séance. Jusque-là, interdiction formelle de reprendre le volant de votre voiture pour rentrer à la maison.

MAGNÉTISME

La plus vieille méthode du monde pour soigner la nervosité.

Quelle maman n'a pas spontanément posé sa main sur le front de son bébé pour le calmer sans savoir qu'elle agissait par magnétisme sur le plus important des plexus.

Un traitement magnétique bien conduit donne toujours des résultats durables.

SOPHROLOGIE

Tous les nerveux de tempérament devraient suivre des séances de sophrologie pour pouvoir, en toutes circonstances, contrôler son état de tension nerveuse. Il est aberrant de se livrer pieds et poings liés à un praticien en cas de tension nerveuse intolérable pour se faire « débloquer ». Il faut absolument apprendre à s'équilibrer soi-même en permanence pour toujours se maintenir en bonne santé.

PHYTO-BALNÉOTHÉRAPIE

Il est indéniable qu'une balnéothérapie bien conduite avec des essences de plantes sélectionnées vient à bout – au moins momentanément – de n'importe quel état de tension nerveuse.

Comme il vous est peut-être difficile de passer vos journées dans un institut spécialisé, prenez donc l'habitude, les soirs de grande tension, de vous faire couler un bain avec de l'essence de Camomille et de Pin. Vous verrez que c'est plus efficace que n'importe quel médicament et combien plus agréable !

Obésité

Aucune recette ne pourra vous faire perdre de façon durable vos kilos superflus si vous n'adoptez pas des règles de vie saines : alimentation équilibrée, suppression de l'alcool, un minimum de sport et un sommeil régulier sans médicaments. Toutefois, il existe des recettes efficaces pour vous aider à maigrir mais souvenez-vous qu'elles ne seront, hélas, ni efficaces ni durables si vous n'êtes pas prêt à quelques sacrifices.

RECETTES

1. ***Macération d'ail et graines de persil***

Boire tous les matins à jeun un verre de macération d'ail.
Pour la préparer, prendre 3 gousses d'ail,
les couper finement,
verser dessus l'équivalent d'un verre d'eau chaude,
couvrir et laisser macérer toute la nuit.
Boire le matin à jeun.
Boire tous les soirs au coucher une tasse de tisane de persil.
Compter une bonne cuillère à soupe de semences de persil.
Ajouter un litre d'eau froide.
Porter doucement à ébullition et laisser bouillir 3 minutes.
Laisser infuser 15 minutes en couvrant.
Conserver cette tisane au réfrigérateur.

Avis Michel Bontemps :
Excellent pour les obésités qui s'accompagnent de troubles circulatoires, de cycle irrégulier et de difficultés à éliminer.

2. ***Argile verte***

Tous les matins, à jeun, boire un verre d'eau plate dans laquelle on délaye une cuillère à café d'argile verte en poudre.

Avis Michel Bontemps :

Pour être simple, cette recette n'en est pas moins complexe dans son action. L'argile est un rééquilibrant des systèmes sympathique et endocrinien. Son effet n'est pas rapide mais profond et durable.

La cure d'argile par voie interne doit être le complément indispensable de tout traitement amaigrissant.

3. ***Tisane amaigrissante***

Faire composer la préparation suivante :

Varech vésiculeux	40 g
Bourdaine	20 g
Cochléaria	30 g
Prêle	20 g
Noyer	20 g
Frêne	20 g
Menthe	10 g
Romarin	10 g

Comptez quatre cuillères à soupe pour un litre d'eau froide. Porter doucement à ébullition. Laisser bouillir 2 minutes et infuser 10 minutes. Filtrer. Conserver au frais.

Boire dans la journée en dehors des repas.

Avis Michel Bontemps :

C'est une formule intéressante qui est en même temps rééquilibrante du système endocrinien, stimulante de la circulation, légèrement laxative, diurétique, stimulante de la digestion et du foie.

Méfiez-vous toujours si vous souffrez d'hyperthyroïdie des réactions au fucus vésiculeux qui est une algue, donc iodée et excitatrice de la glande thyroïde.

4. ***Cataplasme***

Préparer le mélange suivant (proportions pour un cataplasme de 40 cm × 40 cm) :

trois cuillères à soupe d'algues pulvérisées et séchées

trois cuillères à soupe de son de blé.

Verser petit à petit de l'eau chaude jusqu'à obtenir une pâte épaisse et homogène.

Ajouter : 30 gouttes d'essence de Thym Rouge
30 gouttes d'essence de Sauge
15 gouttes d'essence de Citron
15 gouttes d'essence de Sassafras.

Étaler sur un papier d'aluminium et appliquer sur les régions à traiter.

Avis Michel Bontemps :

Si vous avez le courage de faire ces applications tous les jours, vous serez surpris du résultat, même sans traitement complémentaire.

Vous obtiendrez encore de meilleurs résultats en faisant suivre ce cataplasme d'une friction avec une crème amincissante aux oligo-éléments (dans le commerce).

Une petite précision pratique : avant l'application, recouvrez la pâte d'une gaze fine que vous maintiendrez en roulant les bords du papier d'aluminium. L'efficacité sera la même et vous n'aurez pas l'inconvénient d'avoir à frotter la peau pour ôter la pâte séchée.

MAGNÉTISME

En agissant sur l'hypophyse et la glande thyroïde, certains magnétiseurs ont des résultats surprenants là où tous les régimes, traitements médicaux et plantes miracle ont échoué.

Si c'est votre cas, il est inutile de vous dire que cela vaut la peine d'essayer.

SYMPATHICOTHÉRAPIE

Là encore, la Sympathicothérapie réussit là où tout a échoué.

On cite des cas de pertes de plusieurs dizaines de kilos par simples stimulations endo-nasales.

Les résultats seraient plus rapides que par magnétisme.

PHYTO-BALNÉOTHÉRAPIE

Il s'agit d'un traitement adjuvant, à combiner avec un rééquilibrage général de l'organisme mais particulièrement intéressant parce que d'action ultra-rapide.

En règle générale, une cure de deux semaines est suffisante pour perdre plusieurs kilos sans fatigue.

Le principal atout de ce traitement est le raffermissement des chairs, qu'il provoque contrairement à bien d'autres procédés.

Palpitations

Bien des femmes se plaignent de palpitations cardiaques. Le plus souvent, ce trouble fort désagréable apparaît à la ménopause. Il s'accompagne alors de vertiges et de bouffées de chaleur.

Beaucoup de femmes en souffrent avant leur ménopause et quelquefois fort jeunes. Il peut s'agir d'arythmie cardiaque : le cœur se met tout à coup à battre beaucoup plus vite qu'à l'ordinaire, il s'affole, puis brusquement ralentit anormalement ses pulsations et donne l'impression qu'il va s'arrêter ou alors, simplement, de temps en temps, il se met à battre un peu plus rapidement, puis reprend son rythme normal.

Le premier symptôme est plus angoissant que le second mais dans tous les cas, c'est très gênant, surtout lorsque ces palpitations se produisent en société.

RECETTES

1. ***Sirop de pointes d'asperges***

Passer un bon kilo de pointes d'asperges au mixer.
Filtrer dans une passoire très fine.
Cuire ce sirop au bain-marie pendant 1/2 heure.
Filtrer encore une fois à chaud.
Conserver au froid, dans une bouteille bouchée.
Boire tous les soirs une tasse d'infusion de fleurs d'aubépine dans laquelle sera ajoutée une cuillère à café de ce sirop.

Avis Michel Bontemps :

Ce sirop ne se boit pas vraiment par plaisir mais vous pouvez sucrer la tisane au miel, ce qui effacera ce petit inconvénient. Bien qu'un peu compliquée, cette recette mérite d'être appliquée car elle est réellement efficace. Elle aidera également à venir à bout d'un autre symptôme désagréable qui accompagne souvent les palpitations : les sueurs trop abondantes.

2. ***Tisane***

Mettre à macérer 10 jours dans un litre de bordeaux blanc :

30 g d'Hamamélis
20 g d'Armoise
10 g de Rhubarbe
5 g de feuilles d'Orange amère
5 g de fleurs d'Orange amère
1 verre à apéritif d'alcool à 60°.

Ne pas oublier, pendant ces dix jours, de remuer quotidiennement.
Filtrer en pressant les plantes.
Boire un verre à liqueur, midi et soir, avant les repas.

Avis Michel Bontemps :

Je ne suis habituellement pas partisan des « apéritifs de santé », il s'agit d'une habitude qui se prend bien vite. Un de mes malades me disait s'obliger à boire trois whiskies par jour pour soigner ses artères et prévenir l'infarctus !

En fait, les tisanes sont au moins aussi efficaces que les vins et sans inconvénient quant à leur usage prolongé. Cette préparation est sans doute efficace mais est-il nécessaire d'y ajouter le bordeaux ? Essayez donc tout simplement en infusion à raison d'une cuillère à café par tasse d'eau bouillante à laisser infuser 10 minutes.

3. ***Demi-bain froid***

Remplir à demi sa baignoire d'eau à 17°.
S'y plonger 10 secondes, tous les soirs, jusqu'à la taille.

Avis Michel Bontemps :

C'est le meilleur conseil que l'on puisse donner à celles qui souffrent de palpitations. Moins agréable que l'apéritif mais plus rapide et, je crois, plus durable dans son action.

SYMPATHICOTHÉRAPIE

« La Sympathicothérapie, si elle est bien conduite, doit régulariser toutes les anomalies du rythme cardiaque lorsqu'elles sont d'origine nerveuse. »

Cette opinion est celle d'un Sympathicothérapeute expérimenté et nous dispense de tout commentaire superflu.

MAGNÉTISME

Les résultats sont souvent très bons, particulièrement chez les femmes en période de pré-ménopause ou de ménopause lorsque celle-ci s'est installée brutalement.

Quelques séances suffisent à stopper les palpitations ainsi que les bouffées de chaleur.

PHYTO-BALNÉOTHÉRAPIE

La pratique des bains aux plantes est conseillée à tous ceux dont les palpitations s'accompagnent de troubles circulatoires.

Les meilleurs résultats sont obtenus par des bains de pieds et de mains simultanés.

Une récente technique – la cavitation – apporte des résultats encore plus complets. Il s'agit d'un émetteur électrique à ultra-sons que l'on plonge dans l'eau et qui multiplie l'action du bain.

Peu de centres en sont équipés à ce jour.

Perte des cheveux

L'alopécie ou perte de cheveux est un fléau que bien peu de choses ont l'air d'impressionner.

Les soins locaux peuvent stopper ou du moins retarder la chute des cheveux mais en aucun cas les faire repousser. Il s'agit toujours d'une fatigue générale de l'organisme et très probablement d'un déficit en sels minéraux et oligo-éléments. Si vous perdez vos cheveux, il est donc indispensable de consulter un praticien capable de rééquilibrer votre état général et de vous conseiller non seulement un traitement approprié mais également un mode de vie et un régime alimentaire.

Ceci dit, bien des recettes naturelles sont capables de retarder la chute des cheveux à condition de les utiliser très régulièrement et de ne pas abandonner au bout de 15 jours.

RECETTES

1. ***Jus de cresson***

Passer une botte de cresson à la centrifugeuse. Frictionner le cuir chevelu tous les soirs avec le jus ainsi obtenu.

Avis Michel Bontemps :

Cette friction donne d'excellents résultats. Il n'est, hélas, pas facile de l'utiliser à longueur d'année. Je vous conseille d'essayer la formule suivante qui a l'avantage de pouvoir se préparer à l'avance :

Suc de Cresson	100 g
Huile essentielle de Thym	5 gouttes
Huile essentielle de Géranium	5 gouttes

Alcool à 90° pour compléter.

En friction quotidienne en prenant soin de secouer le flacon avant chaque utilisation.

2. ***Décoction de millefeuille***

Faire bouillir une poignée de Millefeuille pendant 7 minutes dans un litre d'eau.
Passer.
Lotionner quotidiennement.

Avis Michel Bontemps :

La Millefeuille a toujours été réputée pour avoir une action extrêmement bénéfique pour toutes les maladies de la peau. Ses vertus étaient telles que certains peuples comme les Celtes entouraient sa récolte de rites religieux comme celle du Gui.

Pour plus de commodités, vous pouvez utiliser l'extrait fluide, peu alcoolisé, qu'il est possible mais difficile de se procurer en pharmacie.

3. ***Macération de romarin et de thym***

Remplir une bouteille, jusqu'à la moitié, d'une quantité égale de Thym et Romarin fleuris. Ne pas presser.
Ajouter le complément en alcool à 90°.
Laisser macérer une dizaine de jours en agitant régulièrement.
Filtrer.
Frictionner quotidiennement.

Avis Michel Bontemps :

J'ai vu personnellement des résultats remarquables après l'emploi prolongé de cette macération alcoolique. La recette serait, paraît-il, encore plus efficace en utilisant du rhum à la place de l'alcool. Toutefois, il faut prendre un rhum de bonne qualité, de première distillation et non pas un rhum obtenu par distillation de la mélasse.

4. ***Friction œuf-rhum***

Battre deux œufs dans un demi-litre d'un mélange eau tiède-rhum.

Frictionner les cheveux le soir avec cette préparation. Laisser sécher avant de se coucher.
Bien laver le matin avec un shampooing doux.
Renouveler l'opération tous les deux jours en lune croissante.

Avis Michel Bontemps :

Efficace mais peu agréable, cette méthode a de nombreux succès à son actif. Elle est encore plus efficace si on prend soin de se frictionner les cheveux au réveil (avant le shampooing) avec de l'alcool de Buis :

100 g de feuilles fraîches
1/2 litre d'alcool à 90°
1/2 litre d'eau.

Laisser macérer une semaine.

PHYTOPLASME

C'est la méthode qui nous a semblé donner les meilleurs résultats.

Encore doit-on être très prudent car rien ne nous prouve que ceux-ci soient durables dans le temps.

Certains guérisseurs affirment avoir des résultats soit par magnétisme soit par traitement de plantes. Hélas ! à voir leur calvitie débutante ou installée, nous sommes repartis sceptiques !

Nous avons été plus convaincus par ceux qui nous ont expliqué qu'il s'agissait d'une fatigue générale de l'organisme, d'une carence en sels minéraux et oligo-éléments et que seul un traitement de fond avait des chances de stopper la chute des cheveux. Ils ne nous ont pas parlé de repousse.

L'Ambassade de Hongrie affirme qu'un paysan hongrois a découvert une secrète recette de plantes qui fait repousser les cheveux *dans tous les cas.*

A l'heure où nous écrivons, la potion magique doit arriver en France et déjà la queue se forme à la porte de l'Ambassade. Dépêchez-vous !

Rhumatismes

Si vous souffrez d'une ou plusieurs articulations depuis quelque temps, il s'agit peut-être d'un rhumatisme. Nous disons « peut-être » car le terme « rhumatisme » masque bien souvent l'ignorance du praticien qui, faute de ne pouvoir faire un diagnostic précis, préfère parler de rhumatisme et préconiser des anti-inflammatoires, voire un dérivé de cortisone plutôt que de rechercher la cause véritable de la douleur. Nous avons vu, au cours de notre enquête, trop de prétendus rhumatismes guéris en quelques minutes, voire en quelques secondes par un rebouteux. Pour ne pas devenir sceptiques, quand la presse parle de fléau des temps modernes, il faudrait peut-être qu'elle révise son opinion et se demander si ce fléau n'est pas plutôt le médicament anti-rhumatismal.

Ceci dit, le rhumatisme existe, hélas. Sans entrer dans des détails de diagnostics médicaux complexes, notre but n'étant que de proposer des recettes pour soulager pendant les crises douloureuses, nous dirons simplement qu'il y a des rhumatismes chauds (l'articulation est chaude et rouge) et des rhumatismes froids (l'articulation est froide, sans coloration spéciale).

Les conseils qui vont suivre seront donc divisés en recettes pour rhumatismes chauds et rhumatismes froids.

RECETTES

RHUMATISMES FROIDS

1. ***Fleurs de bruyère***

Faites des provisions de fleurs de bruyère au printemps, pendant une nuit de pleine lune, c'est le moment où la plante est la plus active.

Faites-les sécher à l'ombre, bien étalées sur du papier journal.
Au moment des crises, remplir un petit sac en coton de ces fleurs séchées et le mettre 15 minutes dans le four (à température moyenne). L'appliquer ensuite sur l'articulation.

Avis Michel Bontemps :

Assez efficace. Comme toujours en cas de cataplasme chaud, entourer et serrer l'articulation avec une bonne flanelle. On peut, pour plus de commodité, utiliser de la bruyère en friction : 250 g de fleurs de bruyère (fraîche si possible). Macérer 10 jours dans de l'huile d'olive vierge, au soleil. Frictionner avec les articulations douloureuses.

2. ***Cataplasme d'algues, de son et d'essence de plantes***

Acheter en maison de régime ou en pharmacie des algues séchées et micronisées (réduites en poudre très fine).
Comptez deux cuillères à soupe d'Algues en poudre pour 2 cuillères à soupe de son de blé. Ajoutez de l'eau très chaude en remuant avec une cuillère en bois de façon à obtenir une pâte épaisse et homogène.
Faire le mélange dans une casserole en émail de façon à pouvoir le faire chauffer légèrement s'il est trop liquide.
Étalez ensuite cette pâte sur du papier d'aluminium ménager.
Au moment de l'utiliser, ajoutez 25 gouttes d'huile essentielle de Pin et 25 gouttes d'huile essentielle de Romarin. Bien répartir sur toute la surface du cataplasme.
Appliquer le mélange à même la peau en plaquant bien le papier d'aluminium de façon à conserver la chaleur le plus longtemps possible.

Avis Michel Bontemps :

L'effet de ce cataplasme est remarquable. Je le sais pour l'avoir souvent préconisé.

Un conseil pratique : avant de l'appliquer, recouvrir le mélange de gaze chirurgicale et appliquer la gaze sur la peau. Il sera beaucoup plus facile à ôter !

Quant aux huiles essentielles, je vous conseille de les acheter en pharmacie pour être certain qu'elles soient naturelles.

3. *Vin dépuratif*

Prendre un litre de bordeaux et y mettre à macérer pendant une semaine une cuillère à café de semences de Fenouil écrasées,
une cuillère à café de semences de Persil écrasées,
10 baies de Genièvre,
10 g de radicelles de Poireaux coupées menues
et une demi-noix de Muscade râpée.
Remuer doucement la bouteille tous les jours.
Boire un verre à apéritif avant les deux principaux repas pendant 21 jours au début du printemps et de l'automne.

Avis Michel Bontemps :

On peut préférer un Martini mais cet apéritif nous laisse, en plus, la conscience tranquille !

4. *Vin d'avoine*

Prendre plusieurs poignées de graines d'avoine (la quantité est fonction de la surface à traiter) et les moudre dans un moulin à café.
Verser dessus du vinaigre de cidre et laisser macérer une nuit, si possible, après avoir mélangé de façon à obtenir une pâte épaisse.
Verser dessus du vin rouge jusqu'à ce que la pâte soit recouverte. Faire bouillir jusqu'à obtenir le même volume que la veille.

Appliquer le plus chaud possible (sans brûler !) sur l'articulation douloureuse. Envelopper de flanelle ou de laine. Renouveler autant de fois que nécessaire.

Avis Michel Bontemps :

Cette recette s'adresse aux arthrosiques en période douloureuse. Elle est indiquée pour les « rhumatismes froids » lorsqu'ils s'échauffent. Pour conserver le langage populaire, l'image est toutefois bien réelle et explicite.

5. ***Bière de ményanthe***

Prendre 30 g de plante entière de Ményanthe séchée. Passer la plante au moulin à café, pour la pulvériser. Verser dessus un litre de bière. Laisser macérer une heure. Filtrer avec un filtre papier et boire dans la journée par petits verres.

Avis Michel Bontemps :

Bien que peu utilisée, la ményanthe est une des plantes médicinales les plus intéressantes. C'est un tonique des fonctions digestives. Elle fortifie l'estomac et les intestins tout en drainant la vésicule biliaire et en stimulant le foie.

Elle favorise donc la digestion et permet de remédier à une des causes du rhumatisme (les rhumatisants ont souvent une mauvaise assimilation alimentaire). Son action directe sur le rhumatisme s'explique du fait que la plante est diurétique, dépurative du sang et fébrifuge.

Si le goût de la bière ne vous convient pas, vous pouvez confectionner du vin de ményanthe qui aura le même effet (légèrement moins diurétique) :

100 g de plantes séchées.

Verser dessus un litre de vin rouge bouillant. Laisser infuser 20 à 30 minutes. Filtrer et boire un verre à apéritif avant les repas.

6. ***Tisane***

Boire 3 tasses par jour de la tisane suivante :

Frêne	18 g
Pariétaire	10 g
Chiendent	12 g
Reine des prés	8 g
Fraisier (racines)	2 g
Asperge (racines)	4 g
Patience	3 g
Verveine	17 g
Mélisse	10 g
Tilleul	10 g
Romarin	3 g
Serpolet	2 g

Jeter une cuillère à café dans une tasse d'eau bouillante.
Éteindre le feu.
Laisser infuser 10 minutes.

Avis Michel Bontemps :

Les proportions de cette préparation sont particulièrement bien étudiées. Il ne m'étonnerait pas qu'elles aient été testées au pendule.

C'est, à mon sens, une tisane de drainage sûrement plus efficace que les plantes miracles, nouvellement introduites dans l'herboristerie et dont on nous rebat les oreilles depuis peu.

Quoi qu'on fasse, un mélange savamment dosé sera toujours plus efficace qu'une plante seule.

7. ***Huile résinée***

Dans un récipient en terre, mélangez à parts égales (moitié-moitié) de :

résine de Pin

huile d'Amandes douces.

Chauffer à feu doux, au bain-marie, jusqu'à ce que la résine soit complètement dissoute dans l'huile.
Laisser refroidir.
Masser fortement les parties douloureuses avec cette huile résinée.

Avis Michel Bontemps :

Il n'existe plus dans le commerce, à ma connaissance, de produits à base de résine de pin. C'est fort dommage car il n'y a pas de substance plus active pour lutter contre les douleurs.

L'huile résinée serait encore plus efficace si vous trouvez de la résine de Mélèze.

Pour parfaire la formule, vous pourriez ajouter, pour un litre d'huile :
8 g d'huile essentielle de Romarin
8 g d'huile essentielle de Genévrier
et l'utiliser alors aussi bien pour les « rhumatismes froids » que pour les « rhumatismes chauds ».

RHUMATISMES CHAUDS

1. *Cataplasme d'argile*

Acheter dans une maison de régime un sac d'argile verte concassée.
Prendre plusieurs morceaux et les mélanger avec de l'eau froide jusqu'à obtenir une pâte épaisse.
Étaler la pâte sur deux centimètres d'épaisseur sur un linge de coton et appliquer l'argile à même la peau.
Attention : ne jamais retirer le cataplasme avant que l'argile soit sèche. Le remède serait pire que le mal.

Avis Michel Bontemps :

Cette recette est si répandue que l'on a tendance à la délaisser pour des nouveautés originales. C'est une des plus efficaces que je connaisse. Non seulement, le cataplasme d'argile soulage mais, en plus, il traite réellement en profondeur. J'ai vu bien des rhumatismes inflammatoires récidivants disparaître complètement avec cette médication. Encore faut-il être patient, la répéter suffisamment longtemps et surtout faire bien attention d'attendre que l'argile soit complètement sèche.

2. ***Cataplasme de feuilles de chou***

Prendre des feuilles de chou vert. Oter les grosses côtes. Les faire amollir dans de l'huile d'olive chaude. Les appliquer directement sur l'articulation en 5 épaisseurs bien serrées avec un linge. Garder toute la nuit.

Avis Michel Bontemps :

Recette efficace et très ancienne. Ce cataplasme permet de « faire sortir les humeurs mauvaises » selon la tradition. La recette est peut-être plus efficace si l'on remplace l'huile d'olive par du saindoux fondu.

3. ***Bière à la bardane***

Prendre 20 g de racine de Bardane séchée, coupée menue. Verser dessus de la bière tiède et maintenir 10 minutes à température soit au bain-marie soit à très petit feu. Boire un verre toutes les deux heures.

Avis Michel Bontemps :

Médication d'urgence particulièrement difficile à avaler. Elle donne des résultats moins constants que la Teinture de Cocheux en vente en pharmacie – produit entièrement naturel – peut-être le plus vieux médicament du Codex.

4. ***Tisane des 6 feuilles***

Feuilles de Frêne	30 g
Feuilles de Bouleau	30 g
Feuilles de Fraisier	30 g
Feuilles de Cassis	30 g
Feuilles de Bardane	30 g
Feuilles d'Artichaut	30 g

Une grosse cuillère à soupe pour un bol d'eau bouillante. Laisser infuser 15 minutes. Boire 3 à 4 tasses par jour entre les repas pendant les périodes douloureuses.

Avis Michel Bontemps :

C'est un excellent mélange à la fois dépuratif du sang, draineur des toxines, légèrement diurétique et cholagogue. Les rhumatisants et arthritiques peuvent en faire leur tisane de « chevet ».

5. ***Cataplasme d'ail et de joubarbe***

Prendre une quantité égale d'Ail et de feuilles de Joubarbe. Piler ensemble dans un mortier.
Lorsque le tout est mêlé et réduit à consistance molle, appliquer sur l'articulation malade.

Avis Michel Bontemps :

Cette recette est valable pour les petites articulations enflammées, chaudes, douloureuses (crise de goutte, par exemple). Elle est efficace mais n'a pour effet que de calmer la douleur ce qui est déjà beaucoup.

Les plantes doivent être utilisées fraîches. La joubarbe est cette espèce de petit chou que l'on trouve communément dans les jardins de rocaille. Vous pouvez en trouver à n'importe quel moment de l'année et en toute région.

6. ***Compresse calmante***

Dans une bouteille d'un litre et demi, préparer le mélange suivant :

Eau de Volvic (ou mieux de pluie)	1 litre
Sel marin	30 g
Alcool camphré	10 g
Ammoniaque	65 g

Laisser dissoudre le sel.
Bien secouer.
Appliquer localement en compresse.

Avis Michel Bontemps :

Si vous souffrez d'une articulation depuis peu, que ce soit à la suite d'un effort, d'un coup ou s'il s'agit d'une véritable crise de rhumatismes, les compresses froides de cette solution vous apporteront le plus grand soulagement.

PHYTOTHÉRAPIE

Un traitement de drainage des toxines à base de plantes donnera toujours de bons résultats quelle que soit la nature ou la cause des rhumatismes. Les phases anti-rhumatismales sont bien connues et nombre de médicaments modernes n'en sont que des dérivés.

La seule barrière à leur utilisation est le temps perdu à préparer les tisanes. Ce n'en est plus une maintenant puisque l'on trouve en pharmacie des plantes en poudre, nébulisat, teinture mère, extrait fluide, huiles essentielles qui sont d'un emploi extrêmement pratique.

PHYTOPLASMES

Les cataplasmes d'essences de plantes soulagent, activent la circulation locale et surtout, désenflamment les tissus péri-articulaires aussi vite que n'importe quel traitement de choc. C'est peut-être d'emploi moins pratique mais l'absolue innocuité de leur emploi devrait leur donner la priorité sur les autres traitements d'urgence.

SYMPATHICOTHÉRAPIE

Des expériences et des statistiques sont en cours sur le traitement de certaines formes de rhumatismes inflammatoires par Sympathicothérapie. Les résultats semblent extrêmement prometteurs surtout pour une forme très grave de rhumatismes : la polyarthrite chronique.

PHYTO-BALNÉOTHÉRAPIE

Les bains aux essences de Pin et de Romarin, par exemple, déjà préconisés par les praticiens allemands du début du siècle, continuent à être une thérapie de choix surtout depuis que leur efficacité a été multipliée par l'utilisation des essences de plantes hydrosolubles, d'action beaucoup plus rapide et plus pratique que les décoctions traditionnelles.

Les effets semblent plus intéressants que les cures thermales ou marines classiques.

Sinusite chronique

Cette affection douloureuse est de plus en plus répandue. L'air pollué y est sans doute pour beaucoup. Il est déjà très désagréable de souffrir des sinus, d'avoir le nez qui coule, des migraines à répétitions mais il faut savoir que cette affection peut entraîner des troubles très importants. Tout d'abord, par action directe, un sinus enflammé peut « contaminer » l'oreille interne proche et provoquer des otites mais également une sinusite chronique mal jugulée par les traitements antibiotiques à répétition peut être la cause par action réflexe – via le système sympathique – de maladies telles que : impuissance, frigidité, varices, règles douloureuses, aérophagie, aérogastrie, rhumatismes. Il faut donc être très vigilant et ne pas laisser s'installer une sinusite.

Les traitements proposés, tant en médecine allopathique qu'en médecine naturelle, ne sont bien souvent que des palliatifs. Qu'il s'agisse d'antibiotiques, de fumigations, d'inhalations, de cataplasmes et même de traitements d'acupuncture, les résultats sont presque toujours de courte durée.

Souvenez-vous que bien des sinusites chroniques, résistantes à tous les traitements, sont provoquées par des abcès dentaires non diagnostiqués.

Si ce n'est pas votre cas, suivez les conseils ci-dessous qui nous ont été communiqués par un naturopathe très connu et très compétent.

RECETTES

1. ***Causes des sinusites chroniques***

L'indigestion chronique larvée et inconsciente génératrice de l'augmentation des ferments-putrescences digestives car à la faveur de ces fermentations et putréfactions excessives, certains saprophytes intestinaux « mutent » en espèces pathogènes et la congestion-inflammation-infection de la muqueuse digestive s'étend de proche en proche jusqu'au rhino-pharynx et, de là, gagne sinus, nez, oreilles, bronches et poumons.

a) *On réduira l'indigestion chronique par :*

Remplacement des sirops, sodas, limonades par de l'eau pure (Mont-Roucou, Volvic, Katell-Roc).

Les glucides concentrés (pain, céréales, pâtes, riz, pommes de terre) seront présents à trois repas par jour, pas plus.

A 16 h-17 h : repas sans glucides composé de fruits pour l'adulte et de fruits + fromage blanc non sucré pour l'enfant. Ceci sans sucreries et sans pain.

On évitera aux repas, du matin, du midi et du soir les fruits et jus de fruits qui seront réservés pour le goûter de 16-17 h.

b) *Traitement :*

10 minutes avant les trois repas, ensemble, et dans un verre d'eau chaude :

Aromabyl (1 goutte par 3 kg de poids corporel)

Lithiabyl (1 goutte par 3 kg de poids corporel)

Gouttes aux Essences (1 goutte par 3 kg de poids corporel)

Avis Michel Bontemps :

Ce traitement donne toujours de très bons résultats, ce qui nous prouve d'une façon indéniable qu'aucun traitement symptomatique et local ne pourra avoir d'action durable puisqu'il s'agit d'une infection de toutes les muqueuses de l'organisme dont le point de départ est l'infection de la muqueuse digestive.

2. ***Compresses de laurier-sauce***

Prendre 5 feuilles de Laurier-Sauce.

Faire bouillir 3 minutes dans un bol d'eau.

Tremper un linge de coton dans cette décoction, essorer. Appliquer chaud sur le sinus.

Avis Michel Bontemps :

Cette recette a l'avantage d'être facile à préparer. Qui n'a pas, en effet, 5 feuilles de Laurier-Sauce dans sa cuisine ? C'est un traitement de première urgence qui n'est pas suffisant en cas de fortes crises.

3. ***Inhalations d'essences de plantes***

Faire préparer le mélange suivant en pharmacie :
Huile essentielle de Cajeput
Huile essentielle de Niaouli
Huile essentielle de Cyprès
Huile essentielle de Thuya
à parts égales pour un flacon de 15 ml.
Laisser tomber 5 gouttes dans un bol d'eau bouillante.
Mettre le visage au-dessus en couvrant d'une grande serviette et en respirant fortement.
Lorsque l'odeur se dissipe, ajouter de nouveau 5 gouttes.

Avis Michel Bontemps :

Il s'agit d'un traitement immédiatement efficace et d'action durable. Non seulement les vapeurs d'essences de plantes dégagent les sinus mais en plus les essences ont des propriétés antiseptiques et bactéricides qui permettent de désinfecter en profondeur les sinus. Ce n'est donc pas une recette à action passagère mais bel et bien un traitement.

Il existe dans le commerce de petits appareils aérosols, de prix modiques, qui permettent de faire des aérosols secs à partir d'essences de plantes. Un aérosol sec micronise les essences de plantes – les pulvérise extrêmement finement (moins de 4 microns). Il suffit de se mettre au-dessus de l'appareil et de respirer quelques secondes. L'effet est encore plus rapide qu'avec une inhalation humide.

4. ***Infusion de thym***

Boire, avant les repas, une infusion de Thym :
Prendre une pincée de feuilles et fleurs de Thym pour une tasse d'eau bouillante.
Laisser infuser 10 minutes.
Boire bien chaud.

Avis Michel Bontemps :

L'infusion de Thym a des indications multiples et on peut la conseiller dans la plupart des maladies sans risque d'erreur.

Ceci s'explique par son action légèrement polyvalente. Stimulant, calmant, tonifiant, expectorant, apéritif, antiseptique, le thym est tout spécialement intéressant en cas de sinusite et de bronchite. Les praticiens de médecine naturelle ont, en effet, remarqué que dans ces deux maladies, il existe presque toujours une infection intestinale qui en serait la cause première.

Le Thym qui agit comme antiseptique au niveau des intestins et des voies respiratoires est donc tout indiqué.

Cette plante, grâce à un de ses composants (un glucoside saponiné) exerce, en outre, une action anti-glaireuse particulièrement efficace en cas de sinusite.

5. ***Cocktail de jus de légumes***

Boire, le matin à jeun, un verre d'un mélange :
3/4 de jus de carotte
1/4 de jus de citron.
En outre,
introduire dans chaque narine :
le matin : une goutte de jus de carotte
le soir : une goutte de jus de citron.

Avis Michel Bontemps :

Vous devez considérer cette cure comme une véritable révélation. Elle nous a été communiquée par un guérisseur dont les résultats en cas de sinusite sont toujours positifs.

En plus, rien ne vous empêche de vous combiner un traitement complet à l'aide des recettes précédentes :
– conseils diététiques (1er conseil)
– en prenant les gouttes conseillées dans une infusion de thym (conseil n° 4)
– inhalations d'essences (conseil n° 3)
– compresses de laurier-sauce (conseil n° 2) en cas de douleurs.

6. ***Huile à l'estragon***

Manger, tous les jours, aux deux repas, une salade assaisonnée au vinaigre de Cidre et à l'huile de Sésame à laquelle sera ajoutée de l'huile essentielle d'Estragon (10 gouttes d'essence d'Estragon pour un litre d'huile de Sésame).

Avis Michel Bontemps :

Cette recette est spécifique d'un guérisseur connu qui ne l'indiquait, jusqu'à présent, qu'à ses malades.

Je pense qu'elle a dû faire sourire plus d'un médecin. Pourtant, on vient de s'apercevoir, tout récemment, que l'Estragon avait des propriétés anti-histaminiques (anti-allergiques).

Cette « cure » de salade serait donc indiquée dans tous les cas de sinusite chronique, principalement au printemps.

SYMPATHICOTHÉRAPIE

C'est la thérapie reine dans ce cas.

Aucune sinusite ne résiste à la Sympathicothérapie, et plus particulièrement à l'Aromato-Sympathicothérapie, c'est-à-dire aux touches nasales effectuées avec des essences de plantes.

Nous avons vu des sinusites chroniques installées depuis plusieurs années, rebelles à tout traitement, céder à la première touche du stylet. Les sympathicothérapeutes que nous avons vus gardent secret leur mélange d'essences de plantes.

Comme nous l'avons vu dans ce chapitre, si la sinusite est causée par une alimentation défectueuse ou par une infection (dentaire par exemple), le soulagement sera de courte durée. Il faut, bien entendu, poser un diagnostic complet et ne pas se contenter d'un résultat symptomatique aussi spectaculaire soit-il.

COSMOBIOLOGIE ET SOPHRO-MAGNÉTISME

Certains sujets dont le thème cosmobiologique révèle une position de Mercure dans le signe du Taureau souffrent de sinusite chronique, surtout au niveau du sinus maxillaire. Ceci est lié à un blocage de l'énergie au niveau du plexus pharyngé en période de fatigue ou de tension nerveuse. Seule, l'initiation au Soprho-Magnétisme et à sa pratique régulière permettra d'éviter les douleurs.

REBOUTEMENT

En cas de blocages de vertèbres cervicales, il peut se produire des congestions permanentes des sinus que seule une manipulation appropriée parviendra à faire céder.

Sueurs abondantes

Le phénomène de sueur trop abondante ou sueur profuse est provoqué soit par un déséquilibre du fonctionnement du grand sympathique soit par une mauvaise élimination rénale, soit par un dysfonctionnement hépatique.

Il n'est pas exclu, d'ailleurs, que les trois causes soient simultanées. Comme dans bien des cas, il serait nécessaire de trouver la cause réelle de ce trouble. Toutefois, si vous avez suivi plusieurs traitements sans amélioration, essayez donc un des secrets suivants, ils donnent d'excellents résultats.

RECETTES

1. *Bains et tisanes*

En période de lune croissante, tous les jours, faire un bain de pieds et de mains, simultanément, avec un mélange de 100 g de feuilles de Thym et 150 g de feuilles de Sauge. Il suffit de mettre les plantes dans une bassine d'eau très chaude pour les mains, une autre pour les pieds et de s'y plonger 15 minutes.

Pendant cette période, boire matin et soir un bol de l'infusion suivante :

Cônes de Houblon	100 g
Valériane	150 g

Prendre une cuillère à soupe pour un bol d'eau bouillante. Laisser infuser 10 minutes. Boire chaud.

En période de lune décroissante, boire trois tasses par jour d'infusion de Piloselle (100 g pour un litre d'eau bouillante à laisser infuser 15 minutes).

Avis Michel Bontemps :

C'est un traitement qui a l'avantage de jouer sur tous les tableaux :
Rééquilibrant endocrinien ; bain Sauge-Thym
Rééquilibrant du système sympathique : Valériane
Draineur des reins et calmant : Houblon
Draineur des reins et dépuratif du foie : Piloselle.

A mon avis, il est possible de le rendre plus compatible avec les impératifs de la vie moderne et je vous propose de le suivre ainsi :

En lune croissante :
Bain mains-pieds (ou complet) aux essences de Sauge et Thym (« Kamiflore » en pharmacie, deux cuillères à soupe pour un bain).
Si vous ne trouvez pas cette marque, vous pouvez vous le faire préparer – toujours en pharmacie –, voici une formule :

Huile essentielle de Sauge	10 ml
Huile essentielle de Thym	10 ml

Excipient Labrafil 1944 CS quantité suffisante pour 1 flacon 250 ml.

N'utilisez surtout pas les essences de plantes pures dans l'eau du bain, elles n'auraient aucun effet et vous pourriez vous brûler la peau.

Matin et soir, prendre 30 gouttes de la préparation suivante (en pharmacie homéopathique) :

Humulus teinture mère	75 ml	pour
Valériane teinture mère	50 ml	un flacon

En lune décroissante :
Hieracium Pilosella teinture mère 1 flacon 125 ml
30 gouttes trois fois par jour dans un verre d'eau.

Les résultats seront les mêmes et ce sera infiniment plus facile à suivre.

2. ***Prendre deux tasses par jour du mélange suivant :***

Paliure	70 g
Chiendent	70 g

Aunée	50 g
Ortie	50 g
Piloselle	50 g
Pensée des champs	50 g
Carex	50 g
Thym	50 g
Prêle	50 g

Comptez quatre cuillères à soupe pour un litre d'eau. Porter à feu doux jusqu'à ébullition. Ne pas laisser bouillir. Infuser 10 minutes. Filtrer.

Avis Michel Bontemps :

Cette préparation de plantes, testée au pendule par le praticien qui l'a mise au point, est indiquée (et efficace !) dans tous les cas où l'excès de sueur est lié à une mauvaise élimination rénale.

3. ***Fumeterre + Levure***

Boire trois tasses par jour de décoction de Fumeterre :

60 g pour un litre d'eau froide. Faire bouillir 2 minutes et infuser 10 minutes.

et prendre 10 comprimés par jour de Levure de Bière.

Avis Michel Bontemps :

Traitement très simple mais très complet.

Le Fumeterre, que certains désignent sous le nom d'Herbe aux centenaires, permet de nettoyer la vésicule biliaire, faciliter le travail du foie, nettoyer le sang, de calmer et de détendre.

Voilà donc une plante étudiée « sur mesure » pour toutes les personnes affligées d'une sudation trop abondante.

Quant à la Levure de Bière, elle purifie le sang, favorise la détente musculaire, améliore le sommeil et stimule l'état général.

A mon avis, il est possible d'allier les traitements 1 et 3 pour en renforcer les effets. Il faudra alors prendre le Fumeterre en lune décroissante et la Levure en lune croissante.

PHYTO-BALNÉOTHÉRAPIE

Les bains aux huiles essentielles de Sauge et de Thym donnent des résultats immédiats en cas d'hyper-sudation. Leur action est beaucoup plus intéressante que les anti-perspirants chimiques puisque souvent trois bains complets par semaine suffisent à faire diminuer de façon notable la transpiration.

Il est également possible de les utiliser en bains de mains ou de pieds lorsque la sudation est localisée aux extrémités des membres.

L'action de la Sauge sur le système endocrinien a été étudié et explicité par des études pharmacobiologiques récentes et le traitement de phyto-balnéothérapie semble être bien plus qu'un « truc » passager, un véritable traitement de fond.

PHYTOTHÉRAPIE

Lorsque les émonctoires, particulièrement les reins sont la cause de cet excès de sudation, un traitement de plantes médicinales bien conduit donnera toujours des résultats satisfaisants.

Si elle est un peu longue à agir, la Phytothérapie apportera par contre un résultat durable.

SYMPATHICOTHÉRAPIE

Si la sudation excessive n'est pas permanente mais se produit en cas de trop grande tension nerveuse, de fatigue, de stress, la Sympathicothérapie sera la solution miracle.

En très peu de séances, par son action directe sur le grand sympathique, elle vous rééquilibrera mieux que tout autre traitement.

Ceci est également valable pour les personnes timides qui rougissent facilement.

Taenia

Le taenia ou ver solitaire est un parasite de l'intestin. Il se présente sous la forme d'un ver plat, très long, 8 à 10 mètres et ressemble à une nouille. C'est un parasite redoutable causant des troubles importants : fatigue, amaigrissement, anémie, fièvres intermittentes. Sa présence est révélée, au début, par des symptômes bénins : démangeaisons à l'anus et au nez, diarrhée et quelquefois chatouillements de la gorge le matin.

RECETTES

1. ***Salade à l'huile de noix***

Manger, le soir, une salade de pommes de terre assaisonnée avec 60 g d'huile de noix pure.
Le taenia doit être expulsé le lendemain matin.

Avis Michel Bontemps :

Il faut rappeler que l'expulsion du taenia doit se faire sur un vase d'eau tiède pour qu'il puisse s'évacuer en entier. Il est indispensable de le porter ensuite au laboratoire afin d'être certain d'avoir expulsé la tête, qui est grosse comme une tête d'épingle.

Cette recette n'est pas efficace dans tous les cas mais, si vous avez un doute, il faut l'essayer en premier lieu car elle ne provoque pas de troubles secondaires. Si elle ne réussit pas, consultez votre médecin qui vous fera faire les examens nécessaires et vous prescrira un traitement.

2. ***Miel de courge***

Piler 40 g de semences de courge mondées.
Mélanger avec 30 g d'huile de Ricin
et 30 g de miel d'Acacia.

Mêler le tout à un verre de lait.
Boire le soir au coucher après être allé à la selle.
Le ver solitaire doit être expulsé en une seule fois.

Avis Michel Bontemps :

C'est une très bonne purgation qui, dans bien des cas, sera en effet suffisante pour expulser le taenia. Elle a l'avantage d'être non irritante pour les intestins. On peut remplacer les semences de Courge par des semences de Citrouille.

On peut également mélanger, à parts égales, au mortier, des semences broyées et pilées avec du sucre glace (40 g de chaque).

3. ***Potion anthelmintique***

Prendre une cuillère à soupe toutes les quatre heures de la potion suivante :

Extrait alcoolique de racines de Grenadier	25 g
Suc de Citron	50 g
Eau de Menthe	50 g
Eau de Tilleul	50 g

Avis Michel Bontemps :

Doux et sûr dans son action, ce mélange est peut-être plus sûrement efficace mais légèrement plus irritant que le précédent.

MAGNÉTISME

Certains magnétiseurs affirment pouvoir faire « passer le ver » sans le secours de médications, par simple imposition de mains.

Le taenia est une bête tenace et nous pensons qu'il est préférable de mettre le plus de chances possibles de son côté.

Le magnétisme, pourquoi pas ? mais en plus d'un traitement par voie interne.

Varices

Les varices sont provoquées par une circulation veineuse déficiente.

Le sang se dirige bien vers les extrémités des membres mais revient difficilement vers le cœur. Il se produit des « stases » c'est-à-dire que le sang stagne dans les veines qui se distendent. Il se forme des « poches » d'air, le sang ne pouvant plus s'évacuer.

Il s'agit donc de trouver, non seulement des remèdes locaux pour diminuer la douleur et la gêne provoquées par les varices, mais également de fluidifier le sang et favoriser la contraction des parois des veines.

RECETTES

1. ***Cataplasme de son, lierre, chou et oignon***

Prendre deux poignées de feuilles de lierre grimpant fraîches
3 feuilles de chou vert
1 gros oignon.
Hacher le tout finement. Ajouter trois poignées de son de blé. Ajouter de l'eau jusqu'à obtenir une pâte. Faire cuire à petit feu en prenant soin de remuer tout doucement avec une cuillère en bois d'olivier.
Étendre le tout sur un linge en coton, sur un centimètre d'épaisseur.
Appliquer sur les endroits à soigner lorsque la pâte est chaude mais non brûlante.
Conserver environ 20 minutes en entourant d'une flanelle.

Avis Michel Bontemps :

La formule demeure efficace même sans lierre grimpant. Appliqué sur les pieds, ce cataplasme a un effet diurétique.

2. ***Intrait de marron d'Inde***

Boire matin et soir 20 gouttes d'intrait de Marron d'Inde dans un peu d'eau.
L'extrait est obtenu à partir de la plante fraîche. Le mode de préparation est trop complexe pour être décrit ici. Ce qu'il faut savoir, c'est que le résultat est un liquide dont les propriétés sont les plus proches possibles de la plante fraîche. C'est donc le mode de préparation le plus intéressant et le plus pratique à utiliser. Il n'existe malheureusement que très peu d'intraits disponibles en pharmacie. Celui du Marron d'Inde est tout particulièrement indiqué à tous ceux qui souffrent d'une mauvaise circulation veineuse quels qu'en soient les symptômes : varices, hémorroïdes, jambes lourdes, etc.

3. ***Oligo-éléments***

Prendre le lundi et le jeudi : une mesure matin et soir d'oligo-élément Manganèse-Cobalt
le mardi et le vendredi : une mesure d'oligo-élément matin et soir Cuivre-Or-Argent
le mercredi et le samedi : une mesure matin et soir d'oligo-élément Iode.
Ces oligo-éléments s'achètent en pharmacie.

Avis Michel Bontemps :

C'est le traitement de fond pratiquement indispensable en cas de troubles vasculaires. Les résultats ne seront pas immédiats mais ils seront durables. L'oligothérapie se combine, en principe, toujours avec un autre traitement (phytothérapie, homéopathie, balnéothérapie, etc.) et je pense qu'il est préférable de ne pas l'utiliser sans demander l'avis d'un spécialiste. Il est possible qu'il soit nécessaire d'ajouter d'autres oligo-éléments et peut-être d'en retirer certains, comme l'iode qui ne convient pas à tout le monde.

4. ***Tisane***

Faire préparer le mélange suivant :

Marron d'Inde (écorce)	15 g
Clematis Vitolba	10 g
Hamamélis (feuilles)	5 g
Ficaire (feuilles)	5 g
Viburnum	5 g
Piscidia (écorce)	10 g
Bourdaine (écorce)	20 g
Séneçon (feuilles)	15 g
Alchemille (feuilles)	15 g

Boire une tasse matin, midi et soir.
Préparation : une cuillère à café pour une tasse d'eau bouillante, à laisser infuser 10 minutes.

Avis Michel Bontemps :

C'est une formule parfaitement dosée qui conviendra comme traitement d'entretien à tous ceux qui souffrent d'une mauvaise circulation de retour. Voilà le genre de formule que l'on peut prendre en même temps qu'un traitement d'oligo-élément et de douches froides, en étant certain de voir son état s'améliorer rapidement.

5. ***Compresses de vinaigrette***

Prendre deux tasses de vinaigre de cidre.
Ajouter deux grands verres d'eau.
Verser le tout dans un saladier contenant un litre d'huile d'olive.
Passer le tout au batteur pendant deux minutes.
Tremper dans ce saladier des linges en coton fin que l'on appliquera sur les varices après les avoir à peine essorés.

Avis Michel Bontemps :

Soulagement immédiat assuré. Non seulement immédiat mais durable. Si vous avez la patience de préparer ces compresses quotidiennement.

C'est, de tous les procédés, celui qui vous défatiguera le mieux les jambes après une journée de travail.

6. ***Friction aux essences***

Acheter les essences des plantes suivantes :

Sarriette
Cyprès
Genévrier en flacon de 15 cc.

Ces essences doivent être garanties pures et naturelles.

Acheter en maison de régime 1 litre de très bonne huile de pépins de raisin.

Verser dans ce litre d'huile :

8 cc d'essence de Cyprès
4 cc d'essence de Sarriette
3 cc d'essence de Genévrier.

Bien mélanger en secouant vigoureusement.

Avec cette « huile aux essences », faites des massages matin et soir de toute la jambe.

Avis Michel Bontemps :

Plusieurs détails pratiques importants à connaître :

Vous pouvez trouver tous ces produits en pharmacie en demandant des huiles essentielles garanties « Codex » et de l'huile de pépins de raisin « Codex ». Vous pouvez d'ailleurs utiliser indifféremment l'huile de tournesol ou l'huile de soja. Il est très difficile d'être certain d'avoir des huiles pures. Certaines pharmacies exigent de leurs fournisseurs des contrôles rigoureux (chromatographie en phase gazeuse par exemple), renseignez-vous.

Il faut bien agiter le produit avant de vous en servir car les essences ont du mal à se mélanger à l'huile.

Pour vous faciliter la vie, sachez que vous pouvez trouver des produits identiques tous prêts commercialisés sous le nom d'huile de bain et avec lesquels vous pouvez, non seulement vous masser, mais en plus prendre des bains pour le plus grand soulagement de vos jambes.

Dernier détail : pour vous masser, étendez-vous sur le dos, une jambe pliée, pied posé au sol et vous masserez l'autre jambe légèrement levée du pied vers la cuisse pour faciliter le retour du sang vers le cœur.

7. ***Bain de siège***

Faire, tous les jours, avant de se coucher, un bain de siège froid (eau à 20°) pendant une à deux minutes.

Avis Michel Bontemps :

Ce bain doit se pratiquer dans une pièce chaude. Il ne s'agit pas d'un procédé mineur que l'on fait à la va-vite sans y croire. Le bain de siège refroidit brutalement tous les organes internes (intestins, organes génitaux, reins, vessie) et les muscles (fessiers) les plus richement vasculaires du corps.

Ce bain provoque une vaso-constriction de tout le système veineux et un brassage sanguin extrêmement important. C'est, à mon avis, le plus thérapeutique de tous les bains.

Il est préférable de commencer par un bain très court (une minute) à 25° puis de descendre à 20° et même à 18° au bout de quelques jours. A ce moment, on peut prolonger jusqu'à 3 minutes. Il n'est jamais nécessaire d'excéder ce temps.

Je suis personnellement persuadé, pour l'avoir depuis longtemps observé, que tous ceux qui feront suivre leur douche du soir d'une douche très froide des jambes et d'un bain de siège froid verront leurs varices s'atténuer ou disparaître (selon l'état du système veineux) et dans tous les cas leur état se stabilisera après un cer-

tain temps de traitement et les douleurs disparaîtront. Par contre, il est indispensable que cette hydrothérapie soit pratiquée quotidiennement et en permanence.

REBOUTEMENT

S'il est vrai, comme le prétendent nombre de praticiens, que 80 %, au moins, des varices ont pour cause initiale un blocage des vertèbres lombaires, il paraît évident de consulter de toute urgence un spécialiste capable d'y remédier et seul un bon manipulateur peut le faire.

PHYTO-BALNÉOTHÉRAPIE

« Trois bains complets par semaine avec un mélange d'essences de Cyprès, Sarriette et Genévrier ;
une douche froide matin et soir de 3 minutes sur les jambes ;
une vérification tous les deux mois du bon état des articulations vertébrales.

Je ne connais pas de varices qui ne soient améliorées s'il s'agit de très grosses et très anciennes ou qui disparaissent si elles sont de taille moyenne. »

C'est ce qu'affirme un praticien après 15 ans d'expérience.

Avis à tous ceux qui souffrent et qui sont tentés par des méthodes apparemment plus radicales !

Verrues

Les verrues, comme chacun sait, sont de petites excroissances disgracieuses qui apparaissent sur les mains et les pieds le plus souvent mais quelquefois sur d'autres parties du corps.

Ce sont, en fait, de petites tumeurs bénignes à racines plus ou moins profondes qui ne se développent que sur un terrain propice. Tout le monde ne peut avoir de verrues. Il faut qu'il y ait déséquilibre de l'état général pour qu'elles puissent s'installer.

Il faut donc, bien sûr, trouver un moyen de les faire partir mais également envisager un traitement général.

RECETTES

1. ***Nœuds de ficelle***

Choisir une ficelle de vrai chanvre, d'une longueur de 21 cm.
Y faire 3 nœuds et l'enterrer dans du fumier.
Quand la ficelle sera pourrie, les verrues tomberont.

Avis Michel Bontemps :

Bête, n'est-ce pas ? Nous ne sommes tout de même plus à une époque où l'on peut croire de pareilles sornettes ! Et pourtant... Essayez donc sans chercher à comprendre. Il y a des mystères qui nous échapperont toujours.

2. ***Cataplasme d'ail***

Hacher menu une gousse d'ail.
Appliquer en appuyant fortement avec un pansement sur la verrue.

Renouveler tous les jours jusqu'à ce que la verrue tombe.

Avis Michel Bontemps :

Il n'y a jamais d'échec avec cette méthode.

Pour la rendre plus facilement applicable, il faut acheter des petits pansements « protège-cors » en pharmacie. Il faut choisir ceux qui sont ovales et qui présentent en leur milieu une partie creuse que l'on peut aisément remplir d'ail.

3. ***Magnésium***

Mélanger 20 g de chlorure de magnésium à un litre d'eau de Volvic.
Boire un verre le matin à jeun jusqu'à disparition des verrues.

Avis Michel Bontemps :

Chez tous les porteurs de verrues, il y a un déficit en magnésium. Il faut donc systématiquement en faire une cure d'au moins 6 mois. Il existe en pharmacie des préparations toutes prêtes et plus faciles à avaler que le chlorure de magnésium. Ceci dit, le traitement est efficace pour les petites verrues mais il ne parviendra pas toujours à faire tomber les plus grosses.

4. ***Suc de racine de salsifis***

Couper une racine de salsifis.
Laisser s'écouler le suc blanc sur la verrue.
Renouveler l'opération tous les soirs en prenant soin de ne pas dépasser le périmètre de la verrue.

Avis Michel Bontemps :

Recette un peu moins classique que celle du suc de chélidoine (ce suc qui s'écoule d'une tige de chélidoine a la propriété, lui aussi, de faire tomber les verrues) mais qui reste de résultat plus inconstant que le cataplasme d'ail.

Il est à noter que l'on obtient des résultats similaires avec l'Argémone mexicaine, plante épineuse d'ornement à fleurs jaunes, et la Joubarbe.

5. ***Vinaigre de souci***

Remplir aux 3/4 une bouteille de feuilles de Souci.
Compléter avec du vinaigre d'alcool.
Laisser macérer 20 jours avant de s'en servir (les feuilles resteront en permanence dans la bouteille).
Appliquer tous les soirs sur la verrue avec un petit coton.

Avis Michel Bontemps :

Ce vinaigre est également recommandé pour soigner les cors et les épithéliomes.

Il est indispensable d'utiliser des feuilles fraîches.

6. ***Teinture de thuya***

Remplir jusqu'au cinquième de sa hauteur une bouteille à goulot large de jeunes pousses de Thuya, coupées menues.
Compléter avec de l'alcool à 60°.
Laisser macérer en secouant tous les jours pendant deux semaines. Filtrer. Appliquer en badigeonnant sur les verrues.

Avis Michel Bontemps :

Cette recette se fait avec du Thuya d'Occident (thuya à branches perpendiculaires au tronc). Les branches jeunes seront cueillies au début de la floraison, la nuit.

On peut, pour parfaire le traitement, prendre 20 gouttes par jour de cette teinture dans un peu d'eau. Attention, ne pas dépasser cette dose car le Thuya provoque des empoisonnements graves et même la mort à doses excessives.

Vous pouvez également acheter de la teinture de Thuya toute prête en pharmacie. Quelquefois, l'huile essentielle de Thuya en applications externes donne de meilleurs résultats que la teinture.

Pour éviter les risques d'intoxication à la teinture de Thuya, vous pouvez commencer par le traitement que conseillent souvent les homéopathes :

le matin à jeun, en alternance :
1er jour : 5 granules de Thuya 5ch.
Le lendemain : 5 granules de Nitric Acid 5ch.

Ce traitement n'est valable que pour les verrues plantaires.

7. ***Cataplasme de poireaux***

Laisser macérer une feuille verte de poireau quatre jours dans du vinaigre de cidre.
Appliquer le soir au coucher sur la zone à traiter.
Au lever, remettre la feuille dans le vinaigre.
Pratiquer ainsi 8 jours de suite.
Dès que la verrue se détache, la gratter pour l'enlever.
Placer sur le cratère une feuille de chou pour cicatriser.

Avis Michel Bontemps :

Je n'ai pas d'expérience personnelle de la méthode. Elle est plus pratique que le cataplasme d'ail, surtout lorsqu'il y a plusieurs petites verrues rapprochées à traiter.

8. ***Baquet de sable***

Remplir un gand saladier de sable fin.
Plonger ses mains dedans et pétrir le sable, plusieurs fois par jour.

Avis Michel Bontemps :

Je ne sais pas si, utilisée seule, cette technique est suffisamment efficace mais vous pouvez l'utiliser conjointement avec les recettes 1, 3, 4 ou 5 ou 7 pour hâter la guérison. Je n'ai pas cité l'application locale n° 6 (Thuya), non pas que j'en conteste l'efficacité mais je pense qu'elle est spécifique des verrues plantaires.

MAGNÉTISME

Certains magnétiseurs ont le don très spécial de faire tomber les verrues. En général, ils s'aident de prières.

Bien entendu, faute de pouvoir expliquer, le monde médical les ignore. Ce qui n'empêche – nous a-t-on dit – nombre de médecins d'avoir affaire à ces farfelus !

Zona

Tout le monde médical vous dira que le zona est une maladie infectieuse provoquée par un virus inconnu. Ce qui veut dire en langage clair qu'on· ignore tout de la cause véritable du zona.

Les homéopathes le traitent à leur manière avec des petits granules et des oligo-éléments ; les allopathes, quelquefois, à l'aide de ce remède à tout faire qui est, hélas, la cortisone ; les acupuncteurs avec leurs petites aiguilles ; les chiropractors en manipulant les vertèbres, d'autres praticiens avec des séances d'ondes électro-magnétiques pulsées, dernière révélation dont les résultats sont très prometteurs ; enfin, les guérisseurs, depuis la nuit des temps, sans savoir qu'il s'agissait d'une maladie virale – un virus voyageant incognito – soignaient tout simplement le zona en priant et en imposant les mains avec des résultats stupéfiants.

Il ne nous est pas possible d'indiquer ces formules de prières qui ne se transmettent qu'oralement et dans certaines conditions, pas plus qu'il ne nous est possible de vous apprendre à magnétiser. Restent alors les recettes qui ont pour but de soulager, ce qui n'est pas si mal lorsqu'on sait à quel point les douleurs du zona sont intolérables.

RECETTES

1. Cataplasme de fromage blanc et son

Acheter un kilo de fromage blanc à 50 % de matières grasses.

Mélanger avec 15 cuillères à soupe de son de blé. Lorsque le mélange est bien homogène, étaler en deux centimètres d'épaisseur sur un linge de

coton (le résultat est encore meilleur en utilisant une soie vert clair à la place du coton).
Appliquer sur toute la zone douloureuse.

Avis Michel Bontemps :

Le fromage blanc a la propriété de désenflammer. Le son a la propriété de calmer. Le ménage est parfait et vous apportera un grand soulagement.

Il vous permettra également de hâter le processus évolutif de la maladie en faisant éclore plus vite les petites vésicules qui le plus souvent apparaissent le long du trajet nerveux enflammé. Lorsque les vésicules se vident et se sèchent, la fin de la douleur est proche.

2. ***Talc à la poudre d'angélique***

Acheter 100 g de talc boriqué.
Ajouter deux cuillères à soupe de racine d'Angélique finement pulvérisée.
Poudrer trois fois par jour la zone douloureuse.

Avis Michel Bontemps :

Le talc boriqué est un classique du traitement du zona, la poudre de racine d'Angélique renforce son action et prévient les séquelles éventuelles.

3. ***Cataplasme de gui***

Prendre des boules de Gui ainsi que des feuilles.
Les écraser finement au mortier.
Les appliquer à même la peau en recouvrant d'une gaze.
L'effet sera renforcé si l'on peut ajouter des feuilles de Mélisse.

Avis Michel Bontemps :

On m'a dit grand bien de ce cataplasme, que malheureusement je n'ai jamais eu l'occasion de conseiller. Le Gui et la Mélisse ont toujours eu la réputation d'être calmants et adoucissants.

4. ***Compresse d'aconit***

Faire préparer en pharmacie homoépathique :

1/4 de litre d'eau de Rose
35 g de teinture d'Aconit } pour un flacon

Avec un coton, lotionner doucement plusieurs fois par jour les zones douloureuses avec le mélange.

Avis Michel Bontemps :

Certains malades, en cas de zona, ne supportent absolument pas le contact mouillé. Il n'y a donc que le talc à l'Angélique qui pourra les aider.

La teinture d'Aconit donne de très bons résultats mais certains malades peuvent faire des réactions. Il faut donc être très prudent et ne pas insister, à la moindre réaction douloureuse. Pratiquer, tout d'abord, une touche avec le coton et attendre une heure. Si vous ne ressentez pas de douleurs, vous pouvez lotionner.

5. ***Homéopathie et aromathérapie***

Au tout début de l'affection :
Prendre, trois jours de suite, le matin à jeun, une dose de Vaccinotoxinum 9 ch et faire des compresses, deux fois par jour, avec :
Tegarome (complexe d'essences de plantes vendu en pharmacie).
Ces compresses seront appliquées de la colonne vertébrale au siège de l'éruption sur une largeur dépassant légèrement le trajet de la douleur.

Avis Michel Bontemps :

Le traitement est excellent à condition de pouvoir savoir, dès l'apparition des douleurs, qu'il s'agit d'un zona, ce qui est rarement le cas.

6. ***Tisane***

Faire préparer le mélange suivant :

Tige de Douce-amère	20 g
Racine de Patience	10 g

Pensée sauvage	20 g
Racine de Pissenlit	10 g
Salsepareille	20 g
Saponaire	20 g

Compter 6 cuillères à soupe pour un litre d'eau.
Faire bouillir 10 minutes.
Laisser infuser 5 minutes.
Boire tous les jours le litre jusqu'à guérison.

Avis Michel Bontemps :

Non seulement efficace en elle-même, cette tisane offre l'avantage d'être parfaitement compatible avec tout autre traitement.

Vous devez donc l'utiliser à tous coups en cas de zona.

MAGNÉTISME

il doit toujours apporter une atténuation des douleurs dues au zona et hâter sa guérison.

Certains guérisseurs sont connus pour leur succès particulier sur cette maladie. Ils emploient en général une incantation particulière et secrète en plus des impositions des mains. De trop nombreuses observations nous sont parvenues pour qu'on puisse en douter.

La sensibilité du zona face à une radiation particulière semble d'ailleurs confirmée par les récentes recherches en Bioélectronie médicale. Certains appareils générateurs d'ondes électromagnétiques pulsées (ondes hertziennes) semblent avoir les mêmes résultats spectaculaires en cas de zona que les guérisseurs les plus doués.

AURICULOTHÉRAPIE

Il est à noter que des praticiens de Médecine naturelle utilisent également une stimulation ou une cautérisation d'un point précis du pavillon de l'oreille pour soulager les douleurs du zona.

Table des matières

ACHEVÉ D'IMPRIMER
LE 16 FÉVRIER 1981
SUR LES PRESSES DE
L'IMPRIMERIE HÉRISSEY
À ÉVREUX (EURE)

Imprimé en France

HSC 81.2.67.07.10.3
ISBN 2-7158-0286-4
Dépôt légal : 1er trimestre 1981
No d'impression : 27400